实用临床检验医学

朱会娟 李亚玲 刘 霞 刘福岩 张 文 主编

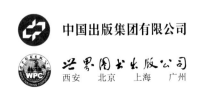
中国出版集团有限公司

世界图书出版公司
西安 北京 上海 广州

图书在版编目（CIP）数据

实用临床检验医学/朱会娟等主编.—西安：世界图书出版西安有限公司，2023.9
ISBN 978-7-5232-0847-2

Ⅰ.①实… Ⅱ.①朱… Ⅲ.①临床医学－医学检验
Ⅳ.①R446.1

中国国家版本馆CIP数据核字（2023）第189389号

书　　名	**实用临床检验医学**	
	SHIYONG LINCHUANG JIANYAN YIXUE	
主　　编	朱会娟　李亚玲　刘　霞　刘福岩　张　文	
责任编辑	岳姝婷	
装帧设计	济南睿诚文化发展有限公司	
出版发行	**世界图书出版西安有限公司**	
地　　址	西安市雁塔区曲江新区汇新路355号	
邮　　编	710061	
电　　话	029-87214941　029-87233647（市场营销部）	
	029-87234767（总编室）	
经　　销	全国各地新华书店	
印　　刷	山东麦德森文化传媒有限公司	
开　　本	787mm×1092mm　1/16	
印　　张	11.25	
字　　数	220千字	
版次印次	2023年9月第1版　2023年9月第1次印刷	
国际书号	ISBN 978-7-5232-0847-2	
定　　价	128.00元	

编委会

　　临床检验学是一门将临床医学和实验技术相结合,在实验室内通过对各种项目的检验,对疾病的预防、诊断、治疗和预后判断提供重要依据的学科。随着现代科学技术的迅猛发展,大量新技术、新设备、新方法引入医学领域和临床实验室,使得检验项目不断增加,检验方法不断更新和发展。这极大地提高了临床实验室诊断的特异性、灵敏度和准确度,高质量的标准品和标准化操作流程使临床实验室工作实现了标准化、规范化。检验医学发展迅速,检测新技术、新项目不断涌现,不仅要求检验人员要不断学习、掌握新知识,而且也要求临床医师和护士及时了解检验医学的新发展,从而使得检验新技术、新方法、新项目在应用过程中得到充分有效的利用。为确保临床基础检验工作服务于临床实际工作,检验人员作为医务工作者的重要成员,除必须恪守职业操守外,同时要有扎实的基本功和判断力。为此,我们组织相关专家编写了《实用临床检验医学》一书。

　　本书以医学检验为主线,以检验与临床结合为中心,以诊断和治疗疾病为目标,涵盖了绪论、血液检验、体液检验等内容。本书旨在强调检验医学的基础理论,注重与临床医学的有机结合,充分认识检验与临床相互沟通的重要性、目前检验的发展,针对繁多的检查项目如何进行选择、病例中的检验结果该如何解读,以及各种标本采集的影响因素等做了详细说明。本书重视科学性与实用性,同时兼顾前瞻性,力求反映医学检验的重点难点,适合各级医院检验科工作者及医学院校在校学生翻阅使用。

由于本书编写时间仓促,且编者的专业水平有限,书中难免存在不足和纰漏之处。为了进一步提高书稿的质量,我们真诚地期待各位读者提供宝贵的意见。

《实用临床检验医学》编委会

2023 年 2 月

Contents **目录**

第一章　绪　论

第一节　临床医学检验基本概念

一、临床医学

临床医学是研究疾病的病因、诊断、治疗和预后,提高临床治疗水平,促进人体健康的科学。"临床"即"亲临病床"之意,它根据患者的临床表现,从整体出发结合研究疾病的病因、发病机理和病理过程,进而确定诊断,通过预防和治疗以最大程度上减弱疾病、减轻患者痛苦、恢复患者健康、保护劳动力。临床医学是直接面对疾病、患者,对患者直接实施治疗的科学。

16 世纪文艺复兴时期,医学陈规被打破,产生了人体解剖学;17 世纪生理学建立;18 世纪病理解剖学建立;19 世纪,细胞学、细菌学获得长足发展。基础医学和临床医学逐渐成为两个独立学科,数学、生物学、物理学、化学等方面的巨大进步为现代临床医学的产生奠定了坚实基础。

(一)临床医学的发展历程

1.古代

早在史前时期,人类就开始积累治疗疾病的经验,形成了临床医学的雏形。

古代中国在漫长的历史中形成了独特的传统医学临床体系,即中医学。

古埃及的埃伯斯纸草书文中记载了 205 种疾病,介绍了外科学的脓肿切开、浅表肿块切除、包皮环切等手术,内科学的发汗、吐、泄、利尿、灌肠等疗法。木乃伊的制作也涉及高超的外科学知识。古印度的阿输吠陀中记载了相当多的药物和治疗经验,首次将医学分为 8 科,《阇罗加集》和《妙闻集》分别是阿输吠陀医学的内科学和外科学名著。古希腊《希波克拉底文集》中记载了外科学关于骨折、脱臼、头部损伤的治疗方法。古罗马的盖伦在药物治疗方面也有成就。

在古代,基础医学与临床医学的区别并不明确,受客观条件的限制,大多以经验积累为主,缺乏科学、系统的整理。

2.近代

17世纪的医师西登哈姆提出:"与医师最有直接关系的既非解剖学之实习,也非生理学之实验,乃是被疾病所苦之患者,故医师的任务首先要正确探明痛苦之本质,也就是应多观察患者的情况,然后再研究解剖、生理等知识,以导出疾病之解释和疗法。"西登哈姆的呼吁获得了人们的支持,医师开始回到患者身边,从事临床观察和研究。西登哈姆也被称为"临床医学之父"。

18世纪,临床教学兴起。莱顿大学在医院设立了临床教学专用病床。临床医学家布尔哈夫充分利用教学病床展开床边教学,开创了临床病理讨论会的先河。

这一时期逐渐形成了生物医学模式。这一模式将健康看作宿主、环境和病因三者的平衡。每一种疾病都能从器官、细胞、生物大分子上找到可测量的形态和/或化学变化,确定生物的和/或物理的病因,从而进行治疗。

3 现代

在第三次科技革命的影响下,20世纪医学先后发生了三次革命,产生了现代临床医学。

第一次革命发生在20世纪30年代到50年代,标志为磺胺类药物的发现、抗生素的发现和青霉素的大规模生产。

第二次革命发生在20世纪70年代,标志为电子计算机X线断层扫描机(CT)和磁共振检查(MRI)的发明与应用。

第三次革命发生在20世纪70年代后期,标志为利用遗传工程生产生物制品(如生长抑素、胰岛素、生长激素、干扰素,乙肝疫苗)。

伴随着药物学、治疗学、分子生物学、免疫学,医学遗传学、器官移植技术、传染病学、医学影像学等学科的发展,生物医学模式在20世纪70年代逐渐过渡到生物-心理-社会医学模式,从生物学、心理和社会三个因素综合地看待健康与疾病,从多个方面实施综合治疗。

现代临床医学已经形成了分科专业化、发展国际化、技术现代化、学科相互渗透交叉等鲜明特点,与社会医学、全科医学的关系日益紧密,成为人类与疾病抗争的最重要武器。

4.未来

作为与疾病直接对抗的科学,临床医学在未来将发挥更重要的作用,具体发展趋势有四个:应用分子生物学改造临床医学、临床医学与各种学科交叉融合、临床医学与预防医学相结合及老年医学成为临床医学的重要研究课题。

(二)基本观点与方法

1.临床诊断基本过程

(1)诊:对患者进行病史检查、体格检查和有选择地进行辅助检查,尽可能真实全面的搜集临床资料。

(2)断:对已经获得的资料进行综合分析,形成结论。

(3)验证诊断:用治疗或其他手段检验结论。

2.基本问题

(1)就医者是否为患者。

(2)疾病是器质性的还是功能性的。

(3)疾病的病因是否明确,是单个还是多个。

(4)疾病是否有并发症。

(5)疾病是急性的还是慢性的。

(6)是否有危及生命的症状与体征。

(7)患者的功能状况如何。

(8)疾病是良性的还是恶性的。

(9)辅助检查是否必要可行。

(10)检查结果与临床印象是否矛盾。

(11)治疗结果是否支持诊断。

3.基本形式

(1)病因诊断:根据致病原因所提出的诊断。

(2)病理解剖学诊断:研究疾病发生的原因和发病机制,研究疾病过程中患病机体的形态结构和功能代谢改变及疾病的转归,从而为疾病的诊断、治疗、预防提供必要的理论基础和实践依据。

病理解剖学诊断是对手术切下或尸体解剖取下之肿瘤标本,固定染色后,在显微镜下进行组织学检查,以诊断疾病,更多的是在活人身上。在治疗前,用钳取、切除或切取方法取得肿瘤组织,固定染色后,在显微镜下进行病理诊断。尽管各种影像学技术飞速发展,但是病理诊断仍然是肿瘤各种检查方法中最可靠的,病理诊断被喻为"金标准",也是疾病的最终诊断。

(3)病理生理学诊断:根据病变的部位、范围、器官和组织以至细胞水平的病变性质。

(4)综合诊断:通过综合考虑有关诊断的全部要素,使系统的诊断能力达到最佳状态的设计和管理过程。这个过程包括确定设计、工程活动、测试性、可靠性、维修性、人机工程和保障性分析之间的接口。其目标是以最少的费用,最有效的检测,隔离系统及设备内已知和预期发生的所有故障,以满足系统任务要求。

(5)临时诊断:暂时难以诊断的可以进行印象性的临时诊断。

4.思维方法

(1)程序诊断法。

(2)归缩诊断法。

(3)目录诊断法。

(4)除外诊断法。

(三)方法与技术

1.采集病史

主要是问诊和查阅病历。

2.体格检查

主要是望诊、触诊、扣诊、闻诊、听诊。

3.必要的辅助检查

主要是实验室检查、影像学检查、内镜检查、病理检查。

二、医学检验

(一)医学检验定义

医学检验是运用现代物理化学方法、手段进行医学诊断的一门学科,主要研究如何通过实验室技术、医疗仪器设备为临床诊断、治疗提供依据。

(二)从医学检验到检验医学

中国医师协会副主任委员、北京天坛医院检验科主任康熙熊说,检验医学是随着医学的进步逐步形成、建立和发展起来的。

康熙雄说:"检验医学大致经历了微生物时代、遗传时代、生化时代、免疫时代和现在的分子诊断时代,而检验医学的加速发展,则是从五十年前相对完整的检验科的诞生开始的。"那时,"检验科"这个名字还不存在,而是叫"化验室"。当时的检验科业务很简单,主要是血、便、尿三大常规检查。

随着检验方法学的发展,"化验室"变成了"检验科",检验业务从基础检查、临床检查、免疫检查、微生物检查,一直发展到如今的分子诊断。现在很多医院叫"检验中心",是"检验科"的升级版。

康熙雄介绍,检验医学正在向分子量小、浓度低的检验及高通量检验方向发展,目标更多,内容也更多。"以后的检验工作肯定会越来越艰苦,进展也可能更缓慢。"

对于检验医学当下的热点,康熙雄分别从临床、技术和服务几方面进行了阐述。

在临床上,检验的热点是集中化和分散化。集中化是指,检验设备、流水线的发展提升了检验的产能,可以同时进行很多样本的检验操作。而急诊的即时检验需求、即时检验的出现让检验变得可以随时进行,更加分散。

高科技在检验上的应用是技术上的热点。基础医学发展到了组学阶段,把这些技术应用推广到检验上,是检验的热点。比如质谱技术在细菌分类上的应用,大大提升了工作效率。

第三个热点是服务对象和需求范围的变化。之前检验只是针对患者,随着人们对自身健康关注的提升,对健康评价的需求越来越多,健康人也成为体检的重要人群。

第四个热点是以即时检验为介导的网上医疗和通过物流网、信息网、智能网结合在一起的移动穿戴式检测系统。

兰博医信总裁马云鹏认为,随着大量自动化仪器的出现及检验技术本身的发展,检验项目越来越多,基于患者的临床情况、病史或遗传因素"量身定做"检验项目也会越来越多。在此背景下,医学检验工作者不再是被告知要做哪些检验项目,而是要与临床医师有更多的沟通,建议其选择更能精准配合临床诊断的检验项目。这就是被动的医学检验转换成为主动的检验医学。

马云鹏认为,从国外的独立实验室发展历史和市场规模来看,国内的实验室也会向集约化方向发展,即检验业务从各个医院慢慢剥离出来,成为独立的医学检验公司,承担一个区域各型医疗机构的医疗检验业务。或许短期内并不一定有明显的改变,但这是一个发展趋势。

(三)检验信息化的发展

很多三级以上医院的检验都已经实现了全流程的信息化管理。首先是病房医师开具检验医嘱,护士在自己的电脑上看到医嘱后,用条码机把生成的条码打印出来,条码上会包含项目、试管类别、患者信息、送到什么科室等,条码打印出来后由护士贴在试管上(或由包管机自动操作)。然后去抽血,抽完血通过物流系统由管道传送到检验科。

检验科签收标本之后,分别分到各个组。比如生化组,就直接把大量标本混在一起放到生化流水线上,由机器自己完成离心。然后经过扫描条码,区分血清多少、有没有溶血等。如果是正常的标本,机械手会自动开盖进入不同的生化仪或免疫分析仪。

做完之后,数据会传到试验室信息系统里,工作人员经过审核判断确认数据准确后,就把数据传到病房,医师就能看到检验结果,整个流程全部结束。

(四)检验走向区域

近两年来,区域医疗发展迅猛,医联体更是成为政府明确倡导的方向,这给区域检验的发展带来了空前的机遇。

马云鹏说:"乡镇医院做样本的收集能产生收益,而县医院中心实验室由于检验量的增加也会产生收益,患者则节省了路途奔波的时间和费用,总之,这是一个多方共赢的业务模式,所以才会成功。"

在荆永正看来,区域检验所带来的收益不止在经济层面,它对提高基层医疗机构的诊疗水平也有重要意义。

马云鹏介绍,目前区域检验有四种模式。最简单的是总院/分院模式,分院把样本拿过来给总院做,这是比较普遍的。其次有第三方实验室模式,做医院不能做的或者不愿做的检验项目,大部分以非常规项目为主,第三方实验室市场发展很快,但是市场规模还很小。还有分包模式,一个仪器厂商把几个医院的检验项目承包了,也就变成了一个区域模式。最后是上面提到的以县级医院为中心的区域检验模式,由于是在当前业务现状的延伸,实现起来困难最小,也是他最推崇的模式。

在芬兰,Mylab(兰博医信的芬兰总部)与TYKSLAB的合作可谓区域检验项目的"样板工程",国内的区域检验可以进行借鉴。图尔库大学中心医院(TYKS)与Mylab的合作从20世纪80年代就开始了,它也是后者的第一家客户。大约有15年的时间,双方的合作聚焦在提升TYKS的内部实验室运作上。

2004年,"西南芬兰医院区"联合该区域的几个城市,把所辖实验室联合起来成立了一个商业公司TYKSLAB,为该区域的医院提供医学检验服务。顺理成章地,Mylab与TYKS多年合作的经验结晶——区域检验信息系统模型——就用在了TYKSLAB里。

TYKSLAB 首席化学专家 Ari T.rm 介绍,应用区域检验信息化系统后,患者可以选择区域内的任意一家合作医院进行采血。系统支持区域实验室各个工作阶段的自动化,只在少数几个阶段需要人力。在未来,TYKSLAB 会使用基于云的信息系统,届时实验室将更加自动化,自动验证和测试结果的审批也会变得更容易,自动完成质量控制,只有明显偏离正常的结果才需要人工审查。

在移动方面,便携式无线打印机将被纳入系统,其他护理设备也可以连接到系统,因此,采血完全不受时间和地点的限制,实现移动化。

马云鹏认为,国内县级医院为中心的区域检验模式完全可以借鉴芬兰的区域检验经验,这种模式在芬兰这么多年的成功运营经验,让他对其在中国的推广落地充满了信心。

那么,在国内,区域检验发展的瓶颈是什么?马云鹏认为主要是标准问题。他说:"标准跟互联互通如果不解决的话,检验信息化的发展就会大打折扣。"尽管国内这几年在 HL7 的推广上做了很多工作,但是仍然任重道远。"我甚至认为国家有必要在这方面做强制性要求,否则信息孤岛、'烟囱'、资源浪费都会继续下去。"马云鹏说。

三、临床医学与检验医学的关系

(一)检验医学的涵盖内容和扩展更加广泛

现在,医院检验早已经告别了手工操作时代,目前各种类型的自动化化学分析仪已经取代了以前的手工操作,而医院实验室从原来手工作坊式的工作模式,逐步发展成为具有良好组织和工作条件的现代化实验室。其技术含量得到大幅度的提升。

例如:在临床生物化学的检测技术方面,原先所用的化学检测方法逐步为灵敏度更高的酶耦联比色法所替代,同时引入酶耦联连续监测的免疫学方法。在试剂的应用上,也由原来的冻干试剂发展到液体双试剂,从而使临床标本的检测结果更具精确性和准确性。在临床免疫学方面,随着单克隆抗体的问世,标记免疫学的发展及各种光化学免疫分析方法的应用,也使得抗原抗体检测的灵敏度大大地提高。在临床微生物学检验方面,各种试剂的标准化、商品化,使得各种培养液的质量得到保证。尤其在应用了核素^{14}C标记技术和特殊的CO_2感受器及利用荧光洋灭的原理来判断血培养的结果,并采用微生物数字分类鉴定和计算机专家分析系统进行结果分析,不仅使整修检测时间大大缩短,结果更加详细准确,而且整修流程更显得标准化。在血液和体液的检测方面,由于全自动多分类血球计数仪和凝血仪进入实验室,淘汰了凝血时间的手工测试,同时扩展了白细胞表面分子标记物的检测,从而使得弥散性血管内凝血诊断及临床抗凝疗法的监测更为可靠。白血病的分类从原来单纯性的形态学分类发展到目前及将来的染色体、遗传学、免疫学和分子生物学的综合分类,大大提高了白血病诊疗的准确性

在这种情势之下,传统医学检验本身已经不能完全涵盖,因此给检验带来了巨大变化。而这正是检验医学产生并得以迅速发展的缘由。

(二)检验医学已发展成一门学科

随着医学检验的不断发展,其不仅与传统医学检验的差别越来越巨大,它区别于其他医学专业的特点也开始表露出来。

1.它比其他医学专业更加强调整体协作

现在的检验医学,早已突破了过去以血、尿、便三大常规为主的检验。面对琳琅满目的诸多检验项目和越来越准确的检验要求,非常需要整体协同运作。仅就检测结果准确性要求而言,不仅涉及标本采集时间、部位、方法的确定,还包括对检验方法的选择,以尽量减少不同方法检测同一目标时的干扰、尽量减少不同试剂检测同一目标时的差异、尽量减少不同仪器检测同一目标时的差异、尽量减少个体操作间的差异、尽量减少不同实验室间的差异,如果这其中有一个环节出现失误,就会导致最终检测结果的不客观。

2.检验医学对新技术的应用比其他专业更为敏锐

以分子生物学技术为例,对于检验医学来讲,分子生物学使检验医学的工作范围得到了极大的拓展,不仅使检验可以从事后性判断向前瞻性转变,而且其应用范围也可以扩展到诊断、治疗效果的评价、预后的评估、预测个体发生疾病的趋向、流行病学、健康状态的评价、药敏靶点的选择。

3.自动化的融入使检验更迅速

这一点对于治疗至关重要。在不久的将来,临床医学实验室将面临一个质的变化:首先是临床生物化学、免疫学、微生物学和血液学之间将不再存在一个明显的学科分界线,检测手段将更加自动化、一体化和智能化。大量的生物技术如基因克隆技术、生物芯片技术、核酸杂交技术和生物传感技术及各种聚合酶链反应等技术的应用和引进,将使得临床实验室的科技水平更高、学术氛围更浓、人员素质更好。

(三)检验医学在现代医学中的作用

检验医学在现代医学中的作用愈发的明显,它不仅与患者、医师息息相关,

还跟整个医院的医疗水平密切相关。准确的检验指标不仅可以评价治疗效果，而且可以指导医师临床用药，这就为提高医院的整体医疗水平提供了相当的可能。例如：当败血症血培养阳性时，既可明确疾病的病原诊断，进一步的药敏试验又为患者的治疗提出明确的办法。这就避免了医师根据自己的用药习惯，对患同一种疾病的不同患者，使用同样的医疗方法和药品的问题。

另外，它在疾病的预防中的作用也非常显著，这是因为疾病早期往往缺乏明显症状和体征，患者一般不加以注意，往往是通过实验室检查得到确诊，并接受及时的治疗。今天检验医学在现代医学中的角色已经悄然发生了变化，已经从医疗辅助角色转变为现代医疗中的重要组成部分。

(四)检验医学与临床医学紧密结合的重要性和必要性

检验医学与临床医学的关系密不可分，临床实验室工作的核心是检验质量问题，为此检验科负责人应主动与临床科室交流、沟通、对话、协作。

ISO 15189 文件的核心是医学实验室全面质量管理体系，强调医学检验的分析前、中、后全过程的管理。在分析后质控中，要求检验人员对所得结果进行合理解释，并收集临床科室(或患者)的反馈意见、接受合理建议、要求、改进检验科工作，或开展新业务，满足临床需求。在交流、对话中，检验科人员还可以宣传、讲解、新技术新项目的临床意义，如何合理及有效地利用它帮助临床医师对疾病进行诊断。如厌氧菌培养，虽然不是新项目，但很多医院，甚至较大医院临床科对其使用并不够多，其中有对该项目回报结果未生长细菌时，医师则认为检验科技术欠佳。实际上很可能是厌氧菌感染而医师未申请做厌氧培养所致。

在医院的全面质量管理方案中，检验科负责人参加临床会诊，病例讨论等，有利于双方沟通和提高水平。而检验医师更应主动走出去，到临床科查看患者或病例，对检验过程中的可疑结果，进行调查核实。

由检验医学的地位与作用，说明检验医学的任务绝不仅仅是被动地提供数据或结果。过去很长时期，检验科被定位为"辅助科室"。即检验科只能向临床医师提供所需求的检验结果，一旦检验科提供了未受指定的检验结果，就被认为"越位"，这种片面、消极的、落后于时代的偏见应予以纠正。

检验医学是现代实验室科学技术与临床在高层次上的结合，是一门多学科交叉，相互渗透的新兴学科。目前正朝着高理论、高科技、高水平方向发展。由于检验科开展项目的增多，新技术的应用及方法学上的革命性变革，使检验质量和水平显著提高，使越来越多的临床医师依靠检验信息综合分析，进行诊断、治疗和预后判断，故实验室的工作在临床诊疗工作中发挥着重要作用。总之，检验医学与临床医学必须紧密结合,互相渗透、沟通,相互学习,才能使以患者为中心的共同目标真正落实,才能更完美的实现检验医学与临床医学的共同发展。

第二节　临床医学检验行业发展现状与趋势

一、我国医学检验的发展趋势

医学检验是现代科学实验技术与生物医学渗透结合,在我国近年内形成和迅速发展的一门多学科交叉的医学应用技术学科。它涉及临床医学、基础医学、医学物理学、化学、生物学、管理学、经济学、经营学等多学科内容。它的目标和任务是为疾病的诊断、疗效及病程的监测和预后判断提供准确、及时的实验数据和检测手段,并能结合临床提供咨询和对数据的综合分析与评价,使之转化为临床诊断信息。随着医学科学的飞速发展和高技术在医学领域的广泛应用,临床医学对该学科的依赖和需求日益增强。医学检验必然在未来的医疗工作中发挥越来越重要的作用,医学检验必须进一步得到发展。

(一)检验医学发展现状

1.检验人员结构和素质发生了变化

中华人民共和国成立以来,我国的医学检验教育同其他各项事业一样,也有很大发展。由 20 世纪 50 年代初期首先在中专卫生学校开设医学检验专业,培养初、中级医学检验人才,到 1983 年在高等医学院校首次设置医学检验专业本科教育,培养了大批高层次的医学检验人才,彻底改变了过去检验科以中专生为主的学历结构。目前,全国共有 27 所院校设有医学检验专业,有 3 个博士点和 17 个硕士点,每年毕业的学生上千人。近年来,高等医学检验教育在国内经历了创业、发展、壮大的历程,在学科定位、人才培养模式和培养目标等方面的框架已基本形成,围绕整个培养目标所构建的课程体系和实施的教学内容、教学方式等也有一些定式,现已形成培养目标明确,具有普通检验本专科、硕士和博士研究生(医学科学学位)、本硕连读七年制(医学专业学位)、成人检验本专科、高职检验本专科等层次齐全、形式多样的教育体系。在岗的检验人员也逐步通过成人教育达到了专科和本科学历,人员素质得到了普遍提高。

2.质量控制管理体系逐步趋于完善

我国的质控管理虽然起步较晚,但某些学科如临床生化已形成了较合理的质量控制体系,"全程质量管理"的概念近年来在检验界备受重视。分析前质控、分析中质控及分析后质控都有了一定的发展,保证了结果的准确性和可比性。

3.设备和技术得到发展

随着改革开放的深化,经济实力的增强及与国外技术交流和信息沟通加快,促进了检验仪器的大量引进和运用,使医学检验实现了自动化、微量化、标准化,结果更加快速、客观、准确,提高了工作效率。同时,随着新技术的发展和方法学的改进,新的检测项目不断增多,原来无法测定的项目得到了准确测定,以疾病为中心,以人体器官为中心的检验组合项目的综合运用,广范围、多角度地为临床提供了丰富的诊断信息。

(二)目前医学检验发展中存在的主要问题

我们还应该看到,我国现在的医学检验不是已经达到相当先进的水平,还与发达国家有较大差距,还不能够完全适应未来医学的发展需要,存在的主要问题如下。

1.检验医学没形成完整的理论体系

近年来,我国医学检验领域的发展主要集中在"硬件"的建设上,对检验医学的理论研究重视不够,我国的医学检验目前在一定程度上还只能称为"实验医学检验学"尚未形成具有自己特色的新的理论体系,与其他学科的交流融合不够,人员科研意识淡薄,科研能力较低,阻碍了检验医学获得更大的发展,这个带有普遍性的问题应引起重视。

2.卫生资源没有合理利用

目前在各大、中型医院中,除了检验科之外,很多临床科室都设立了自己的小型化验室,造成机构设置重复,人员过多,检验队伍力量分散,不能形成应有的"合力"。这种现象带来了诸多弊端。

(1)在同一医院内重复配置人员设备,造成人力、物力资源的浪费。

(2)无法进行系统、科学的质量控制,难以保证检测结果的准确性和可靠性。

(3)从事各项目检验的专业人员由于力量分散,缺乏统一的管理,很难使其业务素质得到整体提高。

现代医学检验的发展使分工越来越细,各种新技术,新设备不断问世,任何一个单独的医院想要配置到所有最先进的设备,应用所有最先进的检测技术都是不现实的,可考虑在一个地区,或一个范围内建立一个或几个"实验中心"在该范围内所有需要大型仪器设备测定的标本都送到该"实验中心"去检测分析,充分利用和共享卫生资源,使各卫生机构优势互补,这样,既可以集中资金和技术人员的分配,从设备上和技术上使其得到充分保证,使所配置的仪器和人员得到充分利用,又能让一些无力购买大型仪器设备的中、小型医院和私人医疗机构也能应用到先进的仪器和技术,同时也便于质控和统一管理。这方面的发展还需要理论上和政府部门的支持和指导。

3.质量控制工作不好

质量控制是保证检验质量最重要的关键之一,没有质量的检验不仅不能对临床诊断和治疗提供可靠信息依据,甚至还会造成误导,给患者带来痛苦和损失。随着自动化分析仪的普及,不少实验室对质控的意识逐步淡化了,认为有了自动化仪器和进口试剂盒,仪器做出的结果是"准确"的,无须进行质量控制了,这是一种十分错误的观点,另一种倾向是重视室间质控不重视室内质控,因为室间质控成绩的优劣关系到实验室的声誉,甚至经济利益,殊不知室内质控是室间质控的基础,一个没有严密室内质控的实验室是不可能获得优良室间质控成绩的,串联、抄袭其他实验室室间质控的结果,反映了检验人员对自己的测定结果的准确度心中无数。实际上,室间质评结果并不反映一个实验室的真实水平,因此,必须重视室内质评,通过将室间质评改为现场抽查,并抽查室内质控计划和原始记录,考核操作者对质量控制的基本知识等措施,逐步淡化室间质评,把质量管理提高到一个新的层次。

4.人员素质存在问题

尽管我国医学检验教育发展已经历了几十年的漫长时间,而且目前我国已有数十所高等医学院校开设了高层次的医学检验专业教育,并且从 20 世纪 80 年代中期开始每年都为社会输送了大批高级医学检验人才。但是,由于医学检验高等教育起步较晚,现在我国从事医学检验工作的主体仍是仅受过中专教育者,或相当一部分人甚至未受过任何专门教育。在我国占人口大多数的农村地区的基层乡镇医院中,高级医学检验人才严重缺乏,制约着医学检验技术的发展和应用,影响临床医疗工作的质量。医学教育必须为社会输送更多更好的各类高层次人才,以满足人民群众日益增长的卫生服务需求。

(三)医学检验发展的趋势

人类迈入 21 世纪的同时,也迎来了崭新的知识经济时代。与传统的农业、工业经济形式不同,知识经济是强调知识作为创造社会财富诸要素中的最基本的生产要素,以知识资源的占有、配置、生产、分配、消费为重要因素的新经济形式。知识经济的来临;为我们提供了重要的发展机遇。医学检验必须随着时代的进步,加以提高和发展。

1.加强信息化和科学化

发展信息技术是21世纪发展趋向,集成电路、光导纤维、电子计算机、人工智能及国内、国际的互联网络将实现实验室之间,实验室与临床、医院、图书馆之间,市内、国内、国际的信息交流。远程多媒体教育,远程实验室诊断系统会得到广泛的利用。因此,在临床检验领域,建立以收集加工信息,实现信息共享为目的的信息系统已是必然趋势。

实验室的产品就是信息,未来的检验医学将向信息检验医学发展,因此,以及时可靠的信息技术、信息的综合分析,完善的信息服务将是我们面临的主要任务。表现在实验室将采用更多的自动化方式执行和传递结果,通过计算机网络、国际互联网实现实验室与临床,实验室间,市、省乃至国际的信息交流,资源共享。促进行业间的交流与合作;实现室间质评电子化,包括网上报表发送,网上质评结果回报,历次质评结果查询等,每个患者的各项检验结果也可被收集、索引,存入数据卡由患者随身携带或存入联网的保健机构的特定数据库内,便于系统随访和患者了解自己的健康状况。检验人员不再仅仅从事分析工作,而要将实验数据有效地转化为更高层次的临床信息,提供临床咨询服务。实验室信息管理系统的应用,将使实验室管理步入科学化、系统化和法制化的轨道。显然,检验信息系统的建立,对推动我国检验医学的发展有着重大的意义。

2.建立临床病理科

临床病理科是一组分支学科的总称,它相当于目前我国的检验科和病理科,人员配置上包括临床病理医师和技师,必须为具有高等医学院校本科学历并经过几年专业学习或进修,通过资格考试后才能具备临床病理医师资格。医学检验不应局限于检验技术,应有两翼,左翼的技师,要求具备扎实的实验理论基础和高超的技术水平,主要负责检验结果真实性和可靠性的保证;右翼的医师要有扎实的医学理论和实践经验,能正确地对各种检验结果做出合理和恰当的解释,同时为临床提供咨询服务,帮助临床医师将这些数据正确地应用于诊断治疗和预防工作中去。临床病理科医师与病区医师在查房,会诊时应经常交流,以及时了解和解决存在的问题,互相协调和配合。如讨论实验室如何更好地为患者服务,病区医师与护士应如何配合实验室工作等。为了更好地解释检验结果的临床意义,本科医师会要求技师提供可靠的检验结果,随时观察各项检验的质量。如患者很可能为细菌感染,但培养结果是阴性,本科医师应与细菌技师共同讨论培养阴性的可能原因,设法改进细菌分离培养技术,以便提高检出率。异常检验报告单需经本科医师审阅后方可发出,可在微机中调出既往的检验结果做比较,去病区观察该患者,或与病区医师讨论后再签发报告单,这不仅能防止差错,还有利于做出可靠的疾病诊断。

3.向自动化和集中化发展

目前国内医院检验科各类自动化分析仪器一般都是单机的自动化,国外检验仪器发展的趋势是将几台相关的自动化仪器串联起来,构成流水作业形成大规模的全实验室自动化,即标本采集后由传送带或机器人送到检验科,通过条形码分类,自动送到各检测仪器分析,结果经仪器的接口送到本科的电脑(储存)并进入全院的电脑网络,提供给临床科室。随着计算机技术和现代检验学的发展,临床及科研部门对临床实验室的要求进一步提高,许多以往依靠人工进行检验的项目逐渐被自动化仪器代替,无论检验的速度或检验项目的数量均比以往大大提高,如果仍然采用人工方法进行检验结果的登记、计算、报告,就不能适应实验室的正常运作,解决的途径是采用电脑技术特别是电脑网络技术。同时,由于芯片技术、干化学测定技术的发展,各种微型便携式分析仪器也会不断增多,给长期随访患者和家庭使用带来极大方便。

4.提高检验人才素质

未来的检验医学向着自动化信息化发展,应根据社会和检验医学发展的需要,培养适应新时代的高素质检验人才。立足专业需要,转变教育模式。现代医学检验,靠的是先进的技术和仪器设备,检验人员不仅要熟练利用自动化仪器提供可靠的实验数据,更重要的是能对实验结果做出相应的分析解释,正确有效地将实验资源转化为更高层次的临床信息。因此,培养现代检验人才,必须改变现有的基础教育观为大基础教育观,培养基础扎实而宽广的检验人才。增加基础医学和临床医学知识的学习,改变医学检验教育模式,可采取与临床医学专业前期趋同后期分化的模式,其目的是使检验人才不但要精通检验操作,而且要会对实验结果进行分析,明白什么样的疾病需要做什么项目的检验,可能会出现什么样的结果及各种检验结果的临床意义。这样检验人员才可能成为为医学提供"侦察信息"的"高级参谋",而不单纯是会出检验结果的"高级机器"。加强或增设生物医学工程、计算机语言及应用专业英语、现代检验仪器的应用及实验室管理等知识培训,特别应加强人文社会科学的教学力度,拓宽专业口径,改变现有专业口径过于狭窄、知识面过于狭窄的人才培养模式,以增强检验人员的创新能力和适应能力,从根本上促进检验医学的发展,适应现代化检验发展和挑战。

二、我国第三方医学检验行业发展现状及市场规模

(一)行业介绍

第三方医学检验业务,主要由独立医学实验室提供。独立医学实验室是指在卫生行政部门许可下,具有独立法人资格,独立于医疗机构之外、从事医学检验或病理诊断服务,能独立承担相应医疗责任的医疗机构。独立医学实验室利用其成本控制、专业化等优势为各类医疗机构提供医学检验及病理诊断服务。近年来,部分大型独立医学实验室亦大力扩展常规医学检验业务以外的实验室相关业务。

独立医学实验室产生于医疗服务的专业化分工并主要专注医学检验服务。早期的医学检验业务均由医院的检验科及病理科完成,随着社会经济和检验技术的不断发展,检验服务需求不断上升、检验项目日益增多,医院作为医学检验业务的唯一实现主体已无法满足检验及诊断业务发展的实际情况。于是医学检验业务成为医疗服务领域专业化分工的先行者,行业分工演化为医院专注于诊疗服务,独立医学实验室将原本属于医院检验科、病理科的检验业务外包进行集中检验,具有显著的规模效应,通过规模化经营、专业化分工提升了检验效率及检验水平。

相对于其他医疗机构,促进了第三方医学检验及病理诊断机构进一步发展的特征如下。

1.通过集约化经营控制成本

第三方医学检验机构通过为各类医疗机构提供医学检验外包服务,将原本分散于各医疗机构完成的同类检验集中完成,同时通过上游试剂与设备的集中采购提高了议价权从而降低采购价格实现了医学检验的规模效应。与同类医疗机构检验科相比,通过集约化经营有效控制了试剂成本及单次检验成本。第三方医学检验机构一般与检验设备及检验试剂生产商建立直接的合作关系,通过集中采购检验试剂、检验设备,可以有效降低采购成本。

随着医学研究的不断深入,医学检验技术发展越来越快,检验项目种类非常多,部分测试的检验频度较低,如在医院开展需要耗费较多的资源,且检验结果不易控制。另外一些中小医疗机构即使开展某些项目检验,如果标本数量较少,管理不规范则可能产生一定的医疗风险。第三方医学检验机构满足了医疗机构规范化管理和降低整体医疗成本的需求,通过将同类检验标本汇总进行集中检验,有效降低了单次检验成本,在提高检验效率的同时也避免了资源重复投资而

15

产生的浪费。

2.通过专业化提升检验水平

第三方医学检验机构实现了医学检验领域的专业化分工。为保证检验结果的准确性与权威性,该类机构常配备专业的医学检验人员、病理诊断医师及各类先进的实验室技术平台,可应对常规性及高端复杂性检验,可检验项目种类远超于各类医疗机构检验科。

作为技术驱动型行业,我国第三方医学检验行业的竞争不断推动行业的规范化、标准化发展,技术水平持续提高甚至已与国际水平接轨。近年来,我国大型第三方医学检验机构逐步实行连锁化、标准化管理,检验仪器集中采购、人员统一培训,因而可为临床医师、患者提供更具可靠性、一致性和及时性的检验结果。部分机构亦通过严格的质量体系认可,如 ISO 17025、ISO 15189 国际质量体系认可、美国病理学家协会 CAP 认可等,其检验报告可被境外多个国家和地区承认。检验结果的可靠性、及时性亦可有效地节约检验成本,避免重复检验。

(二)发展现状

1.国外发展情况

第三方医学检验主要从美国兴起,美国主要有 3 类提供医学检验的实验室:即独立医学实验室;医院内部实验室,如检验科、病理科;诊所附设实验室,即医师在自己诊所附设的小型实验室,通常用于完成某些专项检查,如宫颈涂片、血常规等。

美国商业化运营的医学检验实验室起源于医院内部实验室,通过承接外来医院的项目,为医院增加额外收入。20 世纪 60~80 年代,美国的医疗总支出增长迅速,财政负担加重。为了减轻医疗支出的负担,20 世纪 80 年代开始,美国政府和商业医疗保险机构就先后开始修改医疗保险的政策,试图控制医疗支出,他们采取的措施增大了医院控制成本的压力,促使医院将更多的检验项目外包给运营成本更低的独立医学实验室。

由于独立医学实验室可以使标本进行集中检验,大大节省费用,而且可以提高诊断效率和质量,降低诊断的错误发生率,是当前发达国家的医学检验服务行业发展的重要方向之一,大多数的私人医师和诊所都把标本送到独立医学实验室进行检验。

美国临床检验行业目前规模约 750 亿美元,独立医学实验室约占 35% 的市场份额。美国独立医学实验室呈寡头垄断竞争格局,Quest 和 Labcorp 是市场主要的竞争者，Quest 年营业收入分别为 74.35 亿美元、74.93 亿美元和 75.15 亿美元，Labcorp 年营业收入分别为 60.12 亿美元、86.80 亿美元和 96.42 亿美元。

在欧洲、日本等成熟市场，独立医学实验室已经是成熟产业。据研究统计，目前欧洲、日本独立医学实验室的市场份额占医学检验市场的份额分别为 50% 和 67%。

2.国内发展现状

我国的第三方医学检验行业发展较成熟市场仍有一定差距，主要原因是公立医院占我国的医疗服务市场的主导地位，公立医院非营利性的业务性质和体制因素使其运营较为封闭，其医学检验及病理诊断业务一般均由院内检验科、病理科完成。公立医院的检验科、病理科由此成为我国医学检验市场的主体。

第三方医学检验在我国的发展可追溯至 20 世纪 80 年代中期，彼时有机构涉足检验业务的社会化服务。以后又陆续有一些不同形式的检验业务服务中心，部分医院的对外开放实验室等，但均未成规模。至 21 世纪初，我国第三方医学检验行业开始了高速发展。

其后，受益于政策扶持、行业不断开放，我国第三方医学检验行业已逐渐发展壮大，现已成为医疗服务领域不可忽视的力量。

(三)市场规模

2015 年全国公立医院的检查收入已达 2 235.38 亿元，2009 年到 2015 年的年均复合增长率为 18.43%。据研究机构测算，2013 年国内第三方医学检验机构营业收入规模总计约为 60 亿元，考虑到国内医学检验收入主要来自公立医院检验科、病理科，估计国内第三方医学检验市场占医学检验市场的份额为 3%。2015 年国内第三方医学检验机构营业收入规模总计约为 100 亿元，占医学检验市场的份额为 5%，第三方医学检验市场规模增长迅速。

我国的第三方医学检验行业正处在发展初期，虽然其承担的医学检验及病理诊断外包占比较 2010 年的 1% 有所上升，但和美国 35% 的比重相比差距仍较大；另外从检验项目看，目前我国的三级甲等医院一般能提供 300～500 种检验项目，大型的独立医学实验室可以提供 2 000 余种检验项目，然而美国的独立医学实验室可提供多达 4 000 余项检验项目。

因此从美国独立医学实验室的发展路径推算，我国第三方医学检验行业正处于高速发展期，潜在市场空间巨大。基于国家政策及医疗改革制度的进展，预计 2014－2020 年第三方医学检验市场规模还将保持 35%～40% 的较快增长，占医学检验市场的份额在 7%～9%，第三方医学检验行业的发展将迎来黄金时期。

(四)行业技术水平及技术特点

医学检验是现代科学实验技术与生物医学渗透结合的产物，具备技术驱动、研发驱动、人才密集、多学科交叉的特点，属技术含量较高的医学技术应用学科。

随着医学模式的转变，医学检验已由从临床医疗辅助性学科，发展成为现代医学领域中一门独立的技术应用学科。医学检验方法学经历了百余年的发展，灵敏度和特异性大幅提高，同时应用范围迅速扩大。生化检验、免疫学检验、微生物检验等中的部分检验项目已实现了全自动或半自动化，为临床诊断提供了及时、准确的判断依据。分子生物学的不断发展，还可以为临床疾病的早期诊断、早期治疗提供更丰富、更直接的信息，从而推动临床医学和预防医学的发展。医学检验技术的不断成熟，拓展了医学检验的深度和广度，使临床医学对该学科的依赖和需求日益增强。

检验技术按临床应用频率及应用范围划分，可分为常规检验和高端检验两类。常规检验应用范围较广，无论在大型三甲医院还是基层医疗机构均有广泛的应用；高端检验更偏重于个性化设计，多需要结合多种检验技术手段，对检验设备、试剂和检验人员的经验、操作技术水平都提出了较高的要求。在医学检验技术发展较为成熟的美国市场，常规检验项目的竞争已经非常激烈，因此高端检验项目的增长已成为成熟医学检验市场发展的驱动力之一。

(五)医学检验技术应用分类

目前国内通常所讲的医学检验业务实际上是包括了医学检验与病理诊断两大类。

医学检验技术主要利用微生物学、生物化学、免疫学、分子生物学等学科检验技术对血液、体液、分泌物、组织、毛发等机体成分及附属物进行检测，为临床医师提供客观的检验结果。临床医师需根据患者的临床表现结合检验结果确定临床诊断并给予患者治疗。然而与医学检验技术不同的是，病理诊断主要是利用一定的制片方法，对机体器官、组织或者细胞中的病理改变进行病理形态学的分析，分析结果需由病理医师根据切片成像做出主观判断，对病理医师的临床诊断能力提出了较高要求。

第三节 临床医学检验技术及其质量控制

一、临床医学检验技术的提高

随着医学技术的不断发展与完善,临床医学检验技术也朝着智能化、自动化、多元化的方向渐渐演进。在现代疾病的诊断与治疗当中,临床医学检验技术也已经成为帮助临床医师诊断与治疗疾病的一种重要手段。但是,临床医学检验技术在长期的实践过程中,也发现一些弊端,而怎样采取有效的加强措施促进临床检验技术的提高,也已成为医学界所关注的重点。

(一)临床医学检验技术的概述

临床医学检验技术主要是指对临床标本进行正确地收集与测定,并通过及时与准确的报告,为临床疾病的诊断、治疗与预防提供依据。临床医学检验技术包括对微生物、生物、血清、细胞、抗原、抗体及其他体液的检验。在临床医学检验技术应用的基础上,再配合其他的检查技术,可方便医师对患者的临床诊断与治疗。随着科技的迅速发展,临床医学检验技术也越来越完善,其特有的准确、可靠、快速等性质,在临床应用中也为更多的患者争取了治疗的时间,并大幅度地提高了其临床治疗的效果。

(二)临床医学检验技术应用问题

虽然临床医学检验技术的应用对疾病的诊断与治疗提供了很大的帮助,但是其在具体的实践过程中,还存在一些细节性的问题,这些问题主要体现在以下几个方面。

1.临床医学与检验医学之间的不和谐

近年来,随着疾病种类的越来越多,使得检验科所要检验的项目也越来越多,这也增加了临床检验的工作量,加之临床检验应用还具有一定的复杂性,加上一些医院临床科和检验科之间对相互工作内容与方法不了解。在这些因素的作用下,使得检验与临床之间的关系也越来越微妙,若检验医师长期与临床医师处于对立的、不和谐的状态当中,会给临床医学检验工作的有效开展带来阻碍。

2.临床医学检验技术与发展的了解度不够

从我国医院的现状来看,一些医院还不能够合理、有效地应用新的检验技术,加之部分临床医师对检验医学的进展不太了解,从而使得检验项目的申请也不太合理。在以上前提的作用下,有可能会导致检验结果与临床不符合,从而也会增加临床医师与检验医师之间的矛盾,甚至还会导致患者及患者家属对诊治方法的怀疑,因此也会增加医患纠纷的产生。

3.临床检验标本采集的不合理

在临床工作当中,有些护理人员对待本职工作存在不认真、无责任心的现象,这也间接地导致了其在临床医学检验中对标本采集的不合理性。例如,护理人员采集标本的方法不正确、对标本送检不及时等原因,都有可能导致临床检验结果的不准确,这也给临床医师的诊治工作带来严重影响。

(三)临床医学检验技术的提高措施

根据目前临床医学检验存在的问题,可通过以下几点措施来加强,以提高临床医学检验技术,使其在临床工作中的应用更加科学与合理。

1.加强临床医学与检验的整体协作性

临床医学与临床检验两者之间属于相辅相成、相互作用的关系,因此,也必须要求临床医学与检验的整体协作性。临床检验的精准性离不开临床医学的配合,而临床医师诊断与治疗的有效性也与临床检验结果有着密切的关系。基于这些考虑,检验科与临床科在提高素质和规范工作的同时,也需加强对新技术、新仪器、新知识的了解与掌握。另外,临床科与检验科的人员也需加强沟通与交流,熟悉双方的工作环境与工作内容,进而在充分理解的基础上,共同促进临床医学检验质量的提高。

2.合理应用先进的临床医学检验技术

随着医学技术的发展,新型、先进的方法与技术也越来越多地被用到了疾病的诊断与治疗当中,当下的检验技术也有效地促进了医学的进步。因此,医院在临床医学检验中,合理地应用各种先进的技术也已成为必然的趋势。例如,将自动化技术融入临床医学检验技术中,通过智能、自动、一体的特点,使检验更加过程更加快速,结果更加准确、直观与全面。另外,先进的临床医学检验技术的应用,也有效地综合了传统检验技术中微生物学、生物化学、免疫学、血液学等之间的分界情况,使各种检验项目可以一起进行检验。这也有效地保障了患者所患疾病的确诊率,并为患者进一步的治疗争取了时间。

3.规范临床检验标本的取样操作流程

(1)取样时,一定要保证取样容器的干净,需加强对取样所用器具的消毒措施,针对要求较高的样品,还需严格执行无菌操作。

（2）护理人员在取样时，一定要采用标准化的操作。例如，在血液取样后送至检验科检查时，需严格按照规范加入抗凝剂，以避免血液凝固对检验结果的影响；而在尿液收集中，也需根据不同的测试要求，以不同方法在不同时段对患者的尿液进行收集，尿液标本的收集包括 1 小时尿、2 小时尿、24 小时尿与随机尿等，护理人员一定要严格按照要求进行收集，以确保检验结果的准确性；采集大便样本时，需对试样尺寸规范操作，采集时一般取大豆大小样本即可，也可以采用多点取样法，以确保检验样本的准确性。

（3）医院也可对临床医护人员开展定期的讲座，对样品的采集、存放、送检等工作的规范化流程进行详细讲解，使其能够意识到检验样本的重要性，并通过对本职工作的规范，有效地促进临床医学检验样本质量的提高。

综上所述，临床医学检验技术的提高属于一个漫长的过程，我国的各医院应该针对临床医学检验技术应用问题进行详细分析，并采取有效地措施加强临床医学检验工作，从而提高临床医学检验技术，进而为医学事业的发展起到有效的促进作用。

二、临床医学检验技术质量管理中存在的问题及对策

（一）临床医学检验技术质量管理中存在的问题

1.医疗机构检验条件与技术配备不合理

医院里床位常面临紧缺之势，房间设计格局不合理，患者不能及时得到检验结果，易引起患者及家属的焦躁与暴怒。部分实验室布局不符合安全防护要求，缺乏长远计划。检验硬件设备跟不上技术发展的脚步，仪器设备长时间得不到更新和添置而有趋于老化之势。

2.实验室室前检查不合理

临床医师为患者开具检查申请单，患者按医嘱要求留取标本送检。部分临床医师对没有针对患者的病情申请送检，而且不少检查项目的临床意义不是十分明了，检查的目的性不强。更有部分医师因为诊断不出问题，而随便让患者进行抽血与进行其他无意义的形式检验，让患者及其家属费时费力，同时增加患者的经济负担，而病情又得不到缓解，从而失去了对医院的信心而选择不就医。

此外，临床科室标本抽取时间迟早不一，导致待检标本时间过长而影响检验结果。部分护士抽取标本的操作不规范，致使检验结果与理论结果出现较大差异，给临床医师的判定造成了极大的误导。医师无法对症下药，也是导致患者再不肯就医的重要原因。部分质量控制管理人员理论知识薄弱、知识更新迟缓。

质控管理人员运用旧理论知识进行检验操作,不可避免地造成系统的误差判断。

3.文件管理无序,有失规范

文件管理是检验科开展和进行各项工作的基本准则,科学规范的文件管理模式与制度才能保证检验科工作的规范化、标准化及其可靠性。部分检验人员对文件管理的概念及其意义不熟悉,在编写和建立程序档案文件时分类不合理、书写不规范,检验原始记录不完整,达不到档案保存的基本要求。检验科管理人员没有对实验室进行不定期的质量检查,致使错误无法得到及时纠正与修改。另外,管理人员对仪器使用、维护、校准等项目的制度不够健全,质控品与校准品存在混淆的问题,以致使用不正确,极大地影响着检验结果。

4.检验人员与临床医师之间的关系不甚和谐

当前医院检验人员与临床医师的矛盾问题日益突出,极大地影响着医疗合作关系。临床医师希望检验人员能帮助寻找患者的病源,但缺乏对检验知识的深入理解,容易出现混淆检测项目的现象。而检验人员又总是希望临床医师理解检验技术的一些高度专业化的难度,彼此之间又缺乏沟通与交流,日积月累,从而在检验人员与临床医师之间树起了一道交流屏障,导致彼此的关系不协调。

(二)针对临床检验工作中的问题提出措施与对策

1.加强设备管理,改善检验环境

根据技术要求,配备适合的检测仪器。时刻紧跟国际技术发展的脚步,引进测试领域广、精度高的仪器设备。完善各项仪器和管理,实行"一对一"或"二对一"专人专队管理与护理。检验室对检验人员严格操作规程,对仪器设备的购进、建档、使用操作管理、人员职责均作出明确规定,以提高仪器的护理质量,保证仪器的完整性和设备检测的准确率。

2.完善实验室前检查制度,提高质控质量

要求临床医师及检验人员提高自身素质,对临床医师要求提高与扩展初诊知识,对检验人员加强业务知识培训,提高检验人员素质。增强工作职员应对医疗突发事件的应急能力,对新知识、新测定办法、新仪器的操作原理和步骤应实行重点培训并严格考核。强化标本采集,检验科要做到严格的质量控制措施,规范化、标准化、系统化检验工作,严格认真做好室内、室间质控,确保测定结果的精确度和精密度,减少试验操作经过中批间和日间标本检测结果的误差,使检验质量显著提升。

3.制订文件管理规范,并严格执行

实行科主任负责制、健全文件管理系统。要求检验单由具有处方权的医师

逐项填写,检验人员需经检验科主任审批报告后方能签发报告,检验结束,检验单及报告均应备份存档。制订检验仪器操作手册,并定期进行修订。检验负责管理人员定期向科主任申请检查各种试剂的质量和所用仪器的灵敏度,精密度,定期进行校正。健全登记统计制度,对各项工作的数量和质量进行登记和统计,要填写完整、准确,妥善保管,并实行归档存档。同时加强仪器、试剂的管理,建立大型仪器档案。建立岗位责任制,实行专人负责。

4.促进检验人员与临床医师之间的交流

检验科要加强和临床科室的互动合作与交流,医院开展各科室的交流活动,要求各科室的人报告自己科室的最新发展。检验科人员要求理解临床常见病例和高发病例的相关医学知识,不断学习和积累临床知识和临床工作经验,提升专业检验能力。临床医师要求理解检验技术的一些高度专业化的难度,随时跟进检验科的技术发展。

三、临床医学检验质量控制

(一)提升整体检验结果的精确性

1.检验科要按照医院医疗质量管理的需求创立和改善检验管理质量确保机制

条件允许的要建设试验室信息系统,严格试验室标准化操作程序,编写标准作业程序文件,为试验室的规范化管理和质量确保机制的创立供应文件依据,使检验经过标准化、程序化。科室质量管理小组要按照医院医疗质量管理的需求和检验质量管理的需求对科室的工作执行全经过的质量监控,重点监控室内质控记录和室间质评成绩,对发觉的缺陷和事故隐患及时提出改进意见,以及时改进,防备医疗缺陷。

2.增强对机制落实状况的管理和考核

科室管理职员按照医院和检验科质量考核方案对管理机制的落实状况施行考核,考核时要非常器重终末质量的控制,又要注重阶段质量。

3.增强和临床的联系,如虎添翼工作,互相提升、互相推动

检验科的重要工作任务是为临床一线决定诊断、判定疗效、查明病因、施行临床医学钻研供应科学的数据。因此,临床科室的意见就成为检验科改进工作办法、提升服务质量的依据。要通过积极和临床科室联系,编写检验通信信息,畅通讯息沟通渠道,传递最新信息,在每一月召开质量分析会时要邀请临床医师代表参加,积极听取临床医师对检验工作的意见和需求,以及时对临床医师提出

的建议施行可行性钻研,提升检验工作质量。

(二)增强阶段质量控制是确保医疗服务质量提升的核心

要做好分析前的质量控制工作,减少多种干扰要素对检测结果的影响,重点对标本的采集和处理施行监控。

要认真掌握分析中的质量控制工作,常规查看项目要开展室内质控,同一时间一定参加本省及卫健委临床检验核心机关的室间质评。工作前要对运用的仪器施行查看和日维护,把试验中的仪器误差降到最低。

要做好分析后的质量控制,把好出口关,认真执行检验结果的查看核对机制,查看考核职员要在检验结果考核签字后方可发出报告。如果出现检测值异常,以及时复检,并和临床医师联系,认真分析缘故,确定无误后方可发出报告。

检验人员与临床医师之间缺乏沟通,而互相产生矛盾,检验人员总指望临床医师能及时跟上检验科推出新试验的步伐并体会试验技术中一点高度专业化的难点,不能合调,导致这样不良场面的根源是缺乏互相的合作及沟通。

(三)提升临床检验质量控制对策

1.完成资本同享,提升工作功效

检验仪器自动化、网络化的试验室运用,使传统的手工检验分析试验办法变成历史,严格的质量控制措施,使检验质量显著提升,产品化试剂盒的规范化运用和检验者系统化、通常化的业务知识培训,使检验工作的规范化、标准化、系统化、同一化日益完善。现代化的全自动分析仪器可同一时间施行数十项乃至上百项的常规和非常规检验分析任务,因此要更新观点,调整传统的管理模式。要资源同享,以开放和运用现代化仪器的功能用途为基本,调整相应专业学组,规范化各临床科室的小试验室,尽快完成检验报告一单通。将仪器装备集合管理可充分施展已有仪器装备的工作功效,有效地下降综合分析本钱,使患者的标本周转及检验分析时间显著缩短,为患者的及时医治和康复和提升医院床位周转率供应有效保障。

2.增强质量控制,提升检验质量

严格认真做好室内、室间质控,确保测定结果的精确度和精密度,裁减试验操作经过中批间和日间标本检测结果差别。对试验全经过施行全方位的陆续监测管理,如出现失控要认真分析失控缘故,提出整改措施方案,填写失控报告,观测整改成效,改进工作办法,提升检验质量。

3.增强仪器运用管理,保障仪器正常运行

检验科自动化的逐步提升,要运用经国内有关行政部门认证注册并检测合格的医疗仪器。要创立健全检验仪器管理运用案卷,对仪器登记注册、责任到人。按照操作指导书规范化运用,做好仪器日、周、月、年内运用保养记录,定期维护,以确保检验仪器的正常坚定运行。

4.增强三基训练,提升专业地步

检验科要认真开展"三基""三严"的学习,并定期考核。应结合检验工作的本色,增强急救医学、急救技术知识的训练学习。提升工作职员应对突发公共事件的应急能力,尤其要围绕新知识、新测定办法、新仪器的操作原理和步骤施行学习,不断增强基本医学知识的学习。检验科要增强和临床科室的联系,熟悉不相同疾病的试验室查看本疾病的诊断标准,理解临床常见病和高发病的医学知识,不断学习和积累临床知识和临床工作经验,提升专业业务。

第二章　红细胞检验

第一节　红细胞形态

一、检测原理

红细胞形态检查与血红蛋白测定、红细胞计数结果相结合可粗略推断贫血原因,对贫血诊断和鉴别诊断有很重要的临床价值。将细胞分布均匀的血涂片进行染色(如瑞氏染色)后,根据各种细胞和成分各自的呈色特点,在显微镜下进行观察和识别。

二、方法学评价

血涂片观察一方面用于估计血细胞的相对数量,作为仪器质控方法之一;另一方面,通过形态学识别,初步判断贫血原因。但制片不当,常使细胞鉴别发生困难,甚至产生错误结论。

三、质量控制

(1)选择细胞分布均匀的区域。

(2)注意检查顺序的完整性:应先在低倍镜下估计细胞分布和染色情况,再用油镜观察血膜体尾交界处细胞形态,同时观察是否存在其他异常细胞,如幼稚或有核红细胞等,有时异常成分常集中分布在血涂片边缘,应注意观察。

四、参考值

瑞氏染色血涂片成熟红细胞形态为双凹圆盘形,细胞大小一致,平均直径7.2 μm,淡粉红色,中央1/3为生理性淡染区,胞质内无异常结构。

五、临床意义

(一)红细胞大小改变

1.小红细胞

直径<6 μm 的红细胞。正常人偶见。小红细胞血红蛋白合成障碍,生理性淡染区扩大,见于缺铁性贫血、地中海贫血。小红细胞血红蛋白充盈良好,生理性淡染区消失,见于遗传性球形细胞增多症。

2.大红细胞

直径>10 μm 的红细胞,为未完全成熟红细胞,体积较大,因残留脱氧核糖核酸(DNA),瑞氏染色后呈多色性或嗜碱性点彩。见于巨幼细胞贫血、溶血性贫血、恶性贫血等。

3.巨红细胞

直径>15 μm 的红细胞,因叶酸、维生素 B_{12} 缺乏使幼稚细胞内 DNA 合成不足,不能按时分裂,脱核后成为巨大红细胞,血涂片还可见分叶过多的中性粒细胞。见于巨幼细胞贫血。

4.红细胞大小不均

红细胞间直径相差 1 倍以上,大者可达 12 μm,小者仅 2.5 μm,与骨髓粗制滥造红细胞有关。见于严重的增生性贫血(如巨幼细胞贫血)。

(二)红细胞内血红蛋白含量改变

1.正常色素性

红细胞呈淡红色,中央有生理性浅染区。见于急性失血、再生障碍性贫血和白血病等。

2.低色素性

红细胞中央生理性浅染区扩大,成为环形红细胞,提示血红蛋白含量明显减少。见于缺铁性贫血、地中海贫血、铁粒幼细胞贫血、某些血红蛋白病。

3.高色素性

红细胞中央浅染区消失,整个红细胞染成红色,胞体增大,平均红细胞血红蛋白含量增高,平均血红蛋白浓度正常。见于巨幼细胞贫血。

4.多色性

多色性是指尚未完全成熟的红细胞,胞体较大,胞质内尚存少量嗜碱性物质——核糖核酸(RNA),红细胞染成灰红色或淡灰蓝色。见于骨髓造红细胞功能活跃(如溶血性或急性失血性贫血)。

5.细胞着色不一

同一血涂片同时出现低色素、正常色素性两种细胞。见于铁粒幼细胞贫血。

(三)红细胞形状改变

1.球形红细胞

细胞中央着色深、体积小、直径与厚度比<2.4:1(正常值为3.4:1),球形红细胞气体交换功能较正常红细胞弱,且容易导致破坏、溶解。见于遗传性和获得性球形细胞增多症(如自身免疫溶血性贫血、直接理化损伤)等。

2.椭圆形红细胞

细胞呈椭圆形、杆形,两端钝圆,长轴增大,短轴缩短,长是宽的3~4倍,长径为12.5 μm,横径为2.5 μm。其红细胞生存时间一般正常也可缩短,血红蛋白正常,与遗传性细胞膜异常基因有关,细胞成熟后呈椭圆形,置于高渗、等渗、低渗、正常血清内,其椭圆形保持不变。见于遗传性椭圆形细胞增多症(可达25%~75%)、大细胞性贫血(可达25%)、缺铁性贫血、骨髓纤维化、巨幼细胞贫血、镰形细胞性贫血、正常人(约占1%,不超过15%)。

3.靶形红细胞

细胞中央染色较深,外围为苍白区域,而边缘又深染,形如射击靶。有时,中央深染区呈细胞边缘延伸的半岛状或柄状。细胞直径比正常大,但厚度变薄,由于红细胞内血红蛋白化学成分发生变异和铁代谢异常所致。形成过程:红细胞中血红蛋白溶解成镰状或弓形空白区,随后弓形空白区两端继续弯曲延伸,形成环形透明带,细胞生存时间约为正常细胞的一半或更短。见于各种低色素性贫血(如地中海贫血)、阻塞性黄疸、脾切除后。

4.口形红细胞

细胞中央有裂缝,中央淡染区呈扁平状,似张开的口形或鱼口状,细胞有膜异常,Na^+通透性增加,细胞膜变硬,使脆性增加,细胞生存时间缩短。见于口形红细胞增多症、小儿消化系统疾病引起的贫血、酒精中毒、某些溶血性贫血、肝病和正常人(<4%)。

5.镰形红细胞

细胞呈镰刀状、线条状等,是含有异常血红蛋白S的红细胞,在缺氧情况下,溶解度减低,形成长形或尖形结晶体,使细胞膜发生变形。检查镰形红细胞时需加还原剂,如偏亚硫酸钠后观察。见于镰状细胞贫血、镰状细胞特性样本。

6.棘红细胞

细胞表面有针状突起,间距不规则,长和宽不一。见于遗传性或获得性β-脂蛋白缺乏症(高达 70%~80%)、脾切除后、酒精中毒性肝病、尿毒症。需与皱缩红细胞(锯齿状红细胞)鉴别,皱缩红细胞边缘呈锯齿形,其排列紧密、大小相等、外端较尖。

7.裂红细胞

裂红细胞为红细胞碎片或不完整红细胞,大小不一、外形不规则,呈刺形、盔形、三角形、扭转形等,是细胞通过阻塞的、管腔狭小的微血管所致。见于弥散性血管内凝血、微血管病性溶血性贫血、重型地中海贫血、巨幼细胞贫血、严重烧伤和正常人(<2%)。

8.缗钱状红细胞

红细胞互相连接如缗钱状,是因为血浆中某些蛋白(纤维蛋白原、球蛋白)增高,使红细胞正、负电荷发生改变所致。

9.有核红细胞(幼稚红细胞)

除 1 周内婴幼儿血涂片中可见少量有核红细胞外,其他则为病理现象,包括以下 4 项。

(1)溶血性贫血:严重的溶血性贫血、新生儿溶血性贫血、自身免疫性溶血性贫血、巨幼细胞贫血,因红细胞大量破坏、机体相对缺氧,使红细胞生成素水平增高,骨髓红系增生,网织红细胞和部分幼稚红细胞提前释放入血,说明骨髓有良好的调节功能。

(2)造血系统恶性疾病或骨髓转移性肿瘤:各种急、慢性白血病及红白血病。由于骨髓充满大量白血病细胞而使幼红细胞提前释放,或因髓外造血所致,有核红细胞以中、晚幼红细胞为主。红白血病时可见更早阶段幼稚红细胞,并伴形态异常。

(3)慢性骨髓增生性疾病:如骨髓纤维化,血涂片可见有核红细胞,来自髓外造血和纤维化的骨髓。

(4)脾切除后:骨髓中个别有核红细胞能到达髓窦,当脾切除后,不能被脾脏扣留,从而进入外周血。

10.其他

(1)新月形红细胞:红细胞着色极淡,残缺不全,体积大,状如新月形,直径约为 20 μm,见于某些溶血性贫血(如阵发性睡眠性血红蛋白尿症)。

(2)泪滴形红细胞:红细胞形如泪滴样或梨状,因细胞内含有 Heinz 小体或包涵体,或红细胞膜被粘连而拉长所致。见于贫血、骨髓纤维化和正常人。

(3)红细胞形态不一:出现不规则的奇异形状,如豆状、梨形、蝌蚪状、麦粒状、棍棒形等。见于某些感染、严重贫血、巨幼细胞贫血。

(四)红细胞内出现异常结构

1.嗜碱性点彩红细胞

瑞氏染色后,胞质内出现形态不一的蓝色颗粒(变性 RNA),属于未完全成熟红细胞,颗粒大小不一、多少不等,原因为重金属损伤细胞膜,使嗜碱性物质凝集,或嗜碱性物质变性,或血红蛋白合成中阻断原卟啉与铁结合。见于铅中毒。正常人血涂片中很少见到嗜碱性点彩红细胞(约占 1/10 000)。其他各类贫血见到点彩红细胞表明骨髓造血旺盛或有紊乱现象。

2.豪-乔小体(染色质小体)

成熟红细胞或幼红细胞胞质内含有一个或多个直径为 $1\sim2~\mu m$ 暗紫红色圆形小体,为核碎裂、溶解后的残余部分。见于脾切除后、无脾症、脾萎缩、脾功能低下、红白血病、某些贫血(如巨幼细胞贫血)。

3.卡波环

在嗜多色性、碱性点彩红细胞胞质中出现紫红色细线圈状结构,呈环形、"8"字形,为核膜残余物、纺锤体残余物(电镜下,可见形成纺锤体的微细管着色点异常)、脂蛋白变性物。见于白血病、巨细胞性贫血、增生性贫血、铅中毒、脾切除后。

4.寄生虫

红细胞胞质内可见疟原虫、微丝蚴、杜氏利什曼原虫等病原体。

第二节　红细胞计数

一、检测原理

(一)手工显微镜法

用等渗稀释液将血液稀释一定倍数,充入血细胞计数池,在显微镜下计数一定体积内的红细胞数,经换算求出每升血液中红细胞数量。

(二)血液分析仪法

用电阻抗和/或光散射原理。

二、方法学评价

(一)手工显微镜法

手工显微镜法是传统方法,不需要特殊设备,但操作复杂、费时。但可作为:①对照核实仪器法白细胞或血小板计数减少的情况;②受小红细胞干扰的血小板计数结果的校正。

(二)血液分析仪法

血液分析仪法是常用方法,比手工法精确(如电阻抗计数法的变异系数为2%,手工法则>11%),且操作简便、快速。当白细胞数量明显增高时,会干扰红细胞计数和体积测定而产生误差。成本高,环境条件要求高。

三、质量控制

(一)手工法

误差原因有以下 4 项。

1.标本

血液发生凝固,使细胞计数减少或分布不均。

2.操作

稀释、充池、计数不规范。

3.器材

微量吸管、计数板不标准。

4.固有误差(计数域误差)

估计细胞计数的 95% 可信限和变异系数,采用下列公式。标准差 $s=\sqrt{n}$;

95% 可信限 = 计数值 ± 2 秒;变异系数 $(CV)=\dfrac{s}{n}\times100\%=\dfrac{\sqrt{n}}{n}\times100\%$。

(二)仪器法

仪器法应严格按规程操作,并定期进行室内质控和室间质评。

四、参考值

(一)参考值

成年男性为 $(4\sim5.5)\times10^{12}/L$;成年女性为 $(3.5\sim5.0)\times10^{12}/L$;新生儿为 $(6.0\sim7.0)\times10^{12}/L$。

(二)医学决定水平

红细胞计数高于 $6.8×10^{12}/L$,应采取治疗措施;低于 $3.5×10^{12}/L$,为诊断贫血的界限,应寻找病因;低于 $1.5×10^{12}/L$,应考虑输血。

五、临床意义

(一)生理性变化

1.年龄与性别的差异

新生儿,由于出生前处于生理性缺氧状态,故红细胞明显增高,较成人约增加 35%,出生两周后逐渐下降,两个月婴儿约减少 30%。男性在 6~7 岁时最低,随年龄增大而逐渐上升,25~30 岁达到高峰,30 岁后随年龄增大而逐渐下降,直到 60 岁尚未停止。女性也随年龄增大而逐渐上升,13~15 岁达到高峰,随后受月经、内分泌等因素影响而逐渐下降,21~35 岁维持最低水平,以后随年龄增大而逐渐上升,与男性水平相当。红细胞计数男女在 15~40 岁期间差别明显,主要是男性雄性激素水平较高,其中睾酮有促进红细胞造血的作用。

2.精神因素

感情冲动、兴奋、恐惧、冷水浴刺激等可使肾上腺素增多,导致红细胞暂时增多。

3.剧烈体力运动和劳动

安静时全身每分钟耗氧 0.3~0.4 L,运动时可达 2~2.5 L,最高可达 4~4.5 L,因需氧量增加,使红细胞生成素生成增加,骨髓加速释放红细胞,导致红细胞增多。

4.气压减低

高山地区居民和登山运动员因大气稀薄、氧分压低,在缺氧刺激下,红细胞代偿性增生,骨髓产生更多红细胞,导致红细胞增高。高海拔人群约增加 14%。

5.妊娠和老年人

妊娠中、后期,为适应胎盘循环需要,通过神经、体液调节,孕妇血浆容量明显增加,使血液稀释,导致红细胞减少,妊娠约减少 16%。老年人因造血功能明显减退,导致红细胞减少。

(二)红细胞和血红蛋白量减少

红细胞和血红蛋白量减少见于临床上各种原因的贫血。通过红细胞计数、血红蛋白测定或血细胞比容测定可诊断贫血,明确贫血程度。贫血原因分析应结合体检和进一步检查。按病因将贫血分成以下 4 种。

1.急性、慢性红细胞丢失过多

各种原因出血,如消化性溃疡、痔疮、十二指肠钩虫病等。

2.红细胞寿命缩短

各种原因溶血,如输血溶血反应、蚕豆病、遗传性球形细胞增多症等。

3.造血原料不足

如慢性失血者,铁重新利用率减少、铁供应或吸收不足,铁是制造血红蛋白的原料,原料不足使血红蛋白合成量减少;先天性或后天性红细胞酶缺陷者,铁不能被利用,堆积在细胞内外,使发育中细胞的发生功能障碍;红细胞过早死亡所致,如铁粒幼细胞贫血(红细胞小、中心淡染区扩大、血清铁和贮存铁增加、幼稚细胞核周有铁颗粒);某些药物,如异烟肼、硫唑嘌呤等;继发于某些疾病,如类风湿关节炎、白血病、甲状腺功能亢进症、慢性肾功能不全、铅中毒等。

4.骨髓造血功能减退

某些药物,如抗肿瘤药物、磺胺类药物等可抑制骨髓造血功能;物理因素,如 X 线、^{60}Co、镭照射等可抑制骨髓造血功能;继发于其他疾病,如慢性肾衰竭(因尿素、肌酐、酚、吲哚等物质潴留使骨髓造血功能受影响);原发性再生障碍性贫血。

(三)红细胞增多

1.原发性红细胞增多

如真性红细胞增多症、良性家族性红细胞增多症等。真性红细胞增多症是一种原因不明红细胞异常增殖性疾病,红细胞计数为(7~10)×10^{12}/L,发生于 40~70 岁年龄组,其外周血红细胞计数明显增多,白细胞和血小板计数增高,有时伴慢性髓细胞性白血病。

2.继发性红细胞增多

(1)心血管病:各种先天性心血管疾病,如房间隔缺损、室间隔缺损、法洛四联症。

(2)肺部疾病:肺气肿、肺源性心脏病、肺纤维化、硅沉着病和各种引起肺气体交换面积减少的疾病。

(3)异常血红蛋白病。

(4)肾上腺皮质功能亢进:可能与皮质激素刺激骨髓使红细胞生成偏高有关。

(5)某些药物,如肾上腺素、糖皮质激素、雄激素等。

(6)相对性红细胞增多:如呕吐、严重腹泻、多汗、多尿、大面积烧伤、晚期消化道肿瘤而长期不能进食等引起血液浓缩、血液中有形成分相对增多,多为暂时性增多。

六、操作方法

(一)血细胞计数板(改良牛鲍计数板)

血细胞计数板用优质厚玻璃制成。每块计数板由"H"形凹槽分为两个同样的计数池。计数池两侧各有一条支持柱,将特制的专用盖玻片覆盖其上,形成高 0.10 mm 的计数池。计数池内划有长、宽各 3.0 mm 的方格,分为 9 个大格,每个大格面积为 1.0 mm^2,容积为 0.1 mm^3(μL)。其中,中央大方格用双线分成 25 个中方格,位于正中及 4 角的 5 个中方格是红细胞和血小板计数区域,每个中方格用单线分为 16 个小方格。4 角的 4 个大方格是白细胞计数区域,用单线划分为 16 个中方格。根据 1941 年美国国家标准局规定,大方格每边长度允许误差为 $\pm 1\%$,即 (1 ± 0.01) mm,盖玻片与计数池间隙深度允许误差为 $\pm 2\%$,即 (0.1 ± 0.002) mm。

(二)盖玻片

盖玻片是专用的玻璃盖片,要求表面平整光滑,两面平整度在 0.002 mm 以内,盖玻片规格是 24 mm×20 mm×0.6 mm。

(三)微量吸管

微量吸管为一次性定量(10 μL 或 20 μL)毛细采血管,使用前应经水银称重法校正(误差应<$\pm 1\%$)。使用后,应经 2 g/L 过氧乙酸消毒两个小时,然后依次用蒸馏水冲洗、95% 乙醇脱水、乙醚干燥。

(四)红细胞计数操作和注意事项

1.计数和计算

在 2 mL 红细胞稀释液中加血 10 μL,混匀后,充入计数池,静置 3~5 分钟,在高倍镜下,计数中央大方格内 4 角和正中 5 个中方格内的红细胞数。计数时需遵循一定方向逐格进行,以免重复或遗漏,对压线细胞采用数左不数右、数上不数下的原则。计算公式为:

$$\text{红细胞}/L = N \times \frac{25}{5} \times 10 \times 10^6 \times 200 = N \times 10^{10} = \frac{N}{100} \times 10^{12}$$

2.清洁

应保证计数板和盖玻片清洁。操作时,勿接触计数板表面,以防污染。使用后,依次用 95％乙醇、蒸馏水棉球、清洁绸布擦净。

3.充池

需一次完成充池,如充池过少、过多或有气泡、继续充液,应重新操作,充池后不能移动盖玻片。红细胞在计数池中若分布不均,每个中方格间相差超过 20 个应重新充池,两次红细胞计数相差不得超过 5％。

4.计数板

改良牛鲍计数板每年要鉴定 1 次,以免影响计数结果的准确性。

5.白细胞影响

通常白细胞总数较少,仅相当于红细胞的 1/1 000～1/500,对结果影响很小,可以忽略不计。但白细胞计数过高者(>100×10^9/L),红细胞计数结果应进行校正。校正方法有两种:一是直接将患者红细胞数减去白细胞数;二是在高倍镜下勿将白细胞计入,白细胞体积常比红细胞略大,中央无凹陷,细胞核隐约可见,无黄绿色折光。

6.红细胞稀释液

红细胞稀释液由 NaCl(调节渗透压)、Na$_2$SO$_4$(提高比密防止细胞粘连)、HgCl$_2$(防腐)和蒸馏水组成。枸橼酸钠稀释液由枸橼酸钠(抗凝和维持渗透压)、甲醛(防腐和固定红细胞)、氯化钠(调节渗透压)和蒸馏水组成。

第三节　红细胞平均指数

一、检测原理

(一)手工法

通过红细胞计数、血红蛋白量和血细胞比容值计算红细胞平均指数。

1.红细胞平均体积(MCV)

$$MCV=\frac{每升血液中血细胞比容}{每升血液中红细胞个数}=\frac{HCT}{RBC}(fL)$$,代表每个红细胞平均体积的大小。

2.红细胞平均血红蛋白含量(MCH)

$$MCH=\frac{每升血液中血红蛋白含量}{每升血液中红细胞个数}=\frac{Hb}{RBC}(\rho g)$$,代表每个红细胞内平均所含血红蛋白的量。

3.红细胞平均血红蛋白浓度(MCHC)

$$MCHC = \frac{每升血液中血红蛋白含量}{每升血液中血细胞比容} = \frac{Hb}{HCT}(g/L)$$，代表平均每升红细胞中所含血红蛋白浓度。

(二)血液分析仪

能直接导出 MCV 值,再结合直接测定的红细胞和血红蛋白(Hb),计算出 MCH(Hb/RBC)和 MCHC(MCH×MCV)。

二、方法学评价

(一)MCV

当红细胞凝集(如冷凝集综合征)、严重高血糖症(葡萄糖高于 60 g/L)可使 MCV 假性增高。

(二)MCH

高脂血症、白细胞增多症可使 MCH 假性增高。

(三)MCHC

受血细胞比容(血浆残留或出现异常红细胞)和血红蛋白(Hb)(高脂血症、白细胞增多症)的影响。

三、质量控制

(一)手工法

红细胞计数、血红蛋白、血细胞比容测定数据必须准确可靠。

(二)血液分析仪法

利用人群红细胞平均指数相当稳定的原理,用 X_B 分析法或浮动均值法对血液分析仪进行质量控制。

四、参考值

不同人群红细胞指数的参考范围见表 2-1。

五、临床意义

红细胞平均指数可作为贫血形态学分类依据(表 2-2)。

表 2-1　不同人群红细胞指数的参考范围

不同人群	MCV(fL)	MCH(ρg)	MCHC(g/L)
新生儿	86~120	27~36	250~370
1~3 岁	79~104	25~32	280~350
成人	80~100	26~34	320~360
老年人	81~103	27~35	310~360

表 2-2　贫血的红细胞形态学分类

贫血分类	MCV	MCH	MCHC	贫血
正细胞性贫血	正常	正常	正常	再生障碍性贫血、急性失血性贫血、某些溶血性贫血
大细胞性贫血	增高	增高	正常	各种造血物质缺乏或利用不良的贫血
单纯小细胞性贫血	减低	减低	正常	慢性感染、慢性肝肾疾病性贫血
小细胞低色素性贫血	减低	减低	减低	缺铁性贫血、铁利用不良贫血、慢性失血性贫血

小红细胞性贫血可低至 MCV 50 fL、MCH 15 ρg、MCHC 220 g/L；大红细胞性贫血可高至 MCV 150 fL、MCH 45 ρg，但 MCHC 正常或减低；MCHC 增高见于球形细胞增多症，但不超过 380 g/L。

红细胞平均指数仅代表红细胞平均值，有一定局限性。如溶血性贫血和急性白血病，虽属正细胞性贫血，但红细胞可有明显的大小不均和异形，大细胞性贫血，也可有小细胞存在，小细胞性贫血，也可有大红细胞，必须做血涂片检查才能较为准确的诊断。

第四节　红细胞沉降率测定

红细胞沉降率是指红细胞在一定条件下沉降的速度，简称血沉。在健康人血沉数值波动于一个较狭窄范围内，在许多病理情况下血沉可明显加快。

一、测量方法

(一)魏氏法

1.原理

血流中的红细胞，因细胞膜表面的唾液酸所具有的负电荷等因素而互相排斥,使细胞间距离约为 25 nm,故彼此分散悬浮而下沉缓慢。如血浆或红细胞本身发生改变,则可使血沉发生变化。

2.方法

取静脉血 1.6 mL,按 4∶1 比例与 106 mmol/L 柠檬酸钠溶液(0.4 mL)混匀,然后吸入清洁、干燥的标准魏氏血沉管,并调至"0"刻度处。血沉管在室温下(18~25 ℃)严格垂直放置。避免阳光直照、振动和血液外溢。1 小时后,读出血浆凹液面底部至沉降红细胞柱顶部之间距离(mm)数,即为血沉结果。

(二)动态监测法

1.原理

红细胞在一定管径的玻璃管中,由于重力的作用自由沉降,经过大量的试验观察发现,沉降过程分为 3 个阶段:前 10 分钟,沉降速度缓慢,处于延迟期;后10 分钟由于红细胞压在管的底部,沉降速度渐趋缓慢,逐渐接近一渐近值;而中间 40 分钟则沉降速度较快,呈线性下降。动态监测法即根据红细胞沉降的这一特点,采用红外线等检测技术,在 30 分钟内每间隔 45 秒探测在线性下降过程中红细胞沉降的位置,根据线性方程换算成魏氏法 1 小时或 2 小时的结果。

2.方法

根据不同规格的试管(厂家提供),取一定量的静脉血与相应抗凝剂按4∶1 比例混合,混匀后置于仪器上选定程序开始计时。30 分钟或 1 小时后,仪器自动打印报告,同时可打印动态反应图。据报道,动态反应图可在一定程度上有助于区分某些疾病,但缺乏特异性。

(三)光密度法

1.原理

该方法为意大利 UDINE 公司的专利技术。由于红细胞缗钱状结构的形成对红细胞沉降的整个过程发挥着极其关键的作用,因此,在某一容器内的全血的透光性将随着时间的变化而增加。该方法利用激光为光源,对毛细管中的微量全血进行照射,20 秒扫描 1 000 次,动态检测红细胞聚集和沉降的变化过程,而后通过光密度的变化换算成魏氏法的相关结果。

据报道,光密度法测量血沉的结果与魏氏法的相关系数为 0.97。该方法报告结果快速,操作更为简便,近年来已逐步开始应用于临床。

2.方法

抽取静脉全血 1~2 mL,乙二胺四乙酸(EDTA)抗凝,在自动混匀器上混合两分钟后上机操作。

二、影响因素

(一)血浆的性质

在正常情况下,红细胞膜表面的唾液酸带有负电荷形成 zeta 电位,使红细胞互相排斥而保持悬浮稳定性,沉降很慢。但在病理情况下,血浆纤维蛋白原或球蛋白增多,致使红细胞 zeta 电位降低,彼此易于粘连成缗钱状,此种聚集的红细胞团块与血液接触的总面积缩小,受到血浆的阻逆力减弱而使血沉加快。而清蛋白、糖蛋白等可使血沉减慢。此外血脂与血沉有关,胆固醇可使血沉加快,而卵磷脂可使血沉减慢。

(二)红细胞的比容和形状

单个红细胞是一个微小的胶体集团,细胞膜的表面有一层水化膜,使细胞互相隔离,细胞膜上的负电荷又使红细胞互相排斥,许多红细胞悬浮在血浆中,下沉时受到的阻力很大,故血沉很慢。在妊娠和许多疾病时,红细胞互相聚集成串钱状,与血浆接触的表面积大为减少,下沉时受到血浆的阻力相应减少,因此血沉明显加快。现在认为红细胞串钱状的形成是妊娠和各种疾病时血沉加快的主要原因。聚集的红细胞数量越多,聚集块越大,血沉加快越明显。球形、镰形等异形红细胞或红细胞严重大小不均时,不易形成串钱状,对血沉影响不大。镰形细胞性贫血患者血沉很慢。大红细胞因球体半径较大,表面积相对减少,受到血浆的阻逆力相应减少,下沉较小细胞快。

(三)血沉管的位置

当血沉管垂直直立时,红细胞受阻逆力最大。当血沉管倾斜时,红细胞多沿一侧下降。而血浆在另一侧上升,致使血沉加快。

(四)温度

室温增高时,血浆黏度降低,血沉加快,反之血沉减慢。

三、质量控制

质量控制主要针对魏氏法而言。

(一)测量时间

采血后,室温下必须在 2 小时内测定。4 ℃下可延长至 6 小时内测定完毕。凡标本用放大镜观察有凝集者,必须弃去不用。

(二)结果的判读

观察结果必须准确掌握在 1 小时,读出血浆凹液面底部至沉降红细胞柱顶部之间距离(mm)数。有些患者血沉先慢后快,有的先快后慢,因此绝对不允许只观察 30 分钟沉降率乘以 2 而作为 1 小时的沉降结果。

(三)血沉管的标准

魏氏血沉管:按国际血液学标准化委员会要求,此管必须厚壁、笔直、无色、无可见内疵,上端必须磨光,并与纵轴成直角,有一适当斜边,下端必须弄尖,仔细打磨与纵轴成直角。管长(300±1.5)mm,管孔直径(2.55±0.15)mm,管孔一致性即误差＜±0.05 mm。分度单位为 mm,两个分度间允许最大误差为0.22 mm。分度必须精确、清楚,标记线宽度一致。数字从 0 至 200,用 10 或更小间隔刻出。

(四)测量温度

如果室温低于 18 ℃时,应放在 18～25 ℃温箱内测定。如果超过 25 ℃时,可查温度变化校正图(图 2-1)校正后报告。

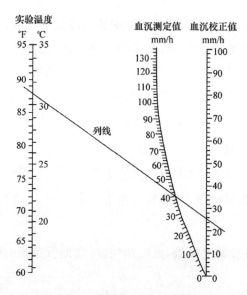

图 2-1 不同室温血沉校正值

(五)血液与抗凝剂的比例

血液与抗凝剂的比例为 4∶1,混合充分,无凝血,无溶血,放置后的血液吸入血沉管前应再混匀 1 次,吸入血沉管内的血液应不含气泡。

(六)血沉管的位置及洁净度

在垂直的玻璃管中,红细胞下沉时受到的阻力大,下沉慢。如果血沉管倾斜,红细胞沿一侧管壁下降,血浆沿另一侧管壁上升,受到的阻力减少,血沉可以大大加快。血沉管内如有蛋白质等黏附管壁,将使血沉减慢。血沉管经水、丙酮清洁干燥后才可使用,不主张用重铬酸盐清洁液和去污剂清洗。

第一节　白细胞形态

一、检测原理

血涂片经染色后,在普通光学显微镜下做白细胞形态学观察和分析。常用的染色方法有瑞氏染色法、吉姆萨染色法、May-Grünwald 法、Jenner 法、Leishman染色法等。

二、方法学评价

(一)显微镜分析法

对血液细胞形态的识别,特别是异常形态,推荐采用人工方法。

(二)血液分析仪法

血液分析仪法不能直接提供血细胞质量(形态)改变的确切信息,需进一步用显微镜分析法进行核实。

三、临床意义

(一)正常白细胞形态

瑞氏染色正常白细胞的细胞大小、核和质的特征见表 3-1。

(二)异常白细胞形态

1.中性粒细胞

(1)毒性变化:在严重传染病、化脓性感染、中毒、恶性肿瘤、大面积烧伤等情况下,中性粒细胞有下列形态改变。大小不均(中性粒细胞大小相差悬殊)、中毒颗粒(比正常中性颗粒粗大、大小不等、分布不均匀、染色较深、呈黑色或紫黑色)、空泡(单个或多个,大小不等)、杜勒小体(是中性粒细胞胞质因毒性变而保留的嗜碱性区域,呈圆形、梨形或云雾状,界限不清,染成灰蓝色,直径 $1\sim2~\mu m$,亦可见于单核细胞)、退行性变(胞体肿大、结构模糊、边缘不清晰、核固缩、核肿胀、核溶解等)。上述变化反映细胞损伤的程度,可以单独出现,也可同时出现。

表 3-1　外周血 5 种白细胞形态特征

细胞类型	大小(μm)	外形	细胞核		细胞质	
			核形	染色质	着色	颗粒
中性杆状核粒细胞	10～15	圆形	弯曲呈腊肠样,两端钝圆	深紫红色,粗糙	淡橘红色	量多,细小,均匀布满胞质,浅紫红色
中性分叶核粒细胞	10～15	圆形	分为 2～5 叶,以 3 叶为多	深紫红色,粗糙	淡橘红色	量多,细小,均匀布满胞质,浅紫红色
嗜酸性粒细胞	11～16	圆形	分为 2 叶,呈眼镜样	深紫红色,粗糙	淡橘红色	量多粗大,圆而均匀,充满胞质,鲜橘红色
嗜碱性粒细胞	10～12	圆形	核结构不清,分叶不明显	粗而不均	淡橘红色	量少,大小和分布不均,常覆盖核上,蓝黑色
淋巴细胞	6～15	圆形或椭圆形	圆形或椭圆形,着边	深紫红色,粗块状	透明淡蓝色	小淋巴细胞一般无颗粒,大淋巴细胞可有少量粗大不均匀、深紫红色颗粒
单核细胞	10～20	圆形或不规则形	不规则形、肾形、马蹄形,或扭曲折叠	淡紫红色,细致疏松呈网状	淡灰蓝色	量多,细小,灰尘样紫红色颗粒弥散分布于胞质中

毒性指数:计算中毒颗粒所占中性粒细胞(100 个或 200 个)的百分率。1 为极度,0.75 为重度,0.5 为中度,<0.25 为轻度。

(2)巨多分叶核中性粒细胞:细胞体积较大,直径 $16\sim25~\mu m$,核分叶常在 5 叶以上,甚至在 10 叶以上,核染色质疏松。见于巨幼细胞贫血、抗代谢药物治疗后。

(3)奥氏小体:细胞质中出现呈紫红色细杆状物质,长 $1\sim6~\mu m$,1 条或数条,见于急性白血病,尤其是颗粒增多型早幼粒细胞白血病,可见数条到数十条呈束奥氏小体。急性单核细胞白血病可见 1 条细长的奥氏小体,而急性淋巴细胞白血病则不出现奥氏小体。

(4)Pelger-Hüet 畸形:细胞核为杆状或分两叶,呈肾形或哑铃形,染色质聚集成块状或条索网状。为常染色体显性遗传,也可继发于某些严重感染、白血病、骨髓增生异常综合征、肿瘤转移、某些药物(如秋水仙胺、磺基二甲基异噁唑)治疗后。

(5)Chediak-Higashi 畸形:细胞质内含有数个至数十个包涵体,直径为 $2\sim5\ \mu m$,呈紫蓝、紫红色。见于 Chediak-Higashi 综合征,为常染色体隐性遗传。

(6)Alder-Reilly 畸形:细胞质内含有巨大的、深染的嗜天青颗粒,呈深紫色。见于脂肪软骨营养不良、遗传性黏多糖代谢障碍,为常染色体隐性遗传。

(7)May-Hegglin 畸形:细胞质内含有淡蓝色包涵体,为常染色体显性遗传。

2.淋巴细胞

(1)异型淋巴细胞:在淋巴细胞性白血病、病毒感染(如传染性单核细胞增多症、病毒性肺炎、病毒性肝炎、传染性淋巴细胞增多症、流行性腮腺炎、水痘、巨细胞病毒感染)、百日咳、布鲁氏菌病、梅毒、弓形虫感染、药物反应等情况下,淋巴细胞增生,出现某些形态学变化,称为异型淋巴细胞。分为 3 型。①Ⅰ型(空泡型,浆细胞型):胞体比正常淋巴细胞稍大,多为圆形、椭圆形、不规则形。核为圆形、肾形、分叶状,常偏位。染色质粗糙,呈粗网状或小块状,排列不规则。胞质丰富,染深蓝色,含空泡或呈泡沫状。②Ⅱ型(不规则型,单核细胞型):胞体较大,外形常不规则,可有多个伪足。核形状及结构与Ⅰ型相同或更不规则,染色质较粗糙致密。胞质丰富,呈淡蓝或灰蓝色,有透明感,边缘处着色较深,一般无空泡,可有少数嗜天青颗粒。③Ⅲ型(幼稚型):胞体较大,核为圆形、卵圆形。染色质细致呈网状排列,可见1~2个核仁。胞质为深蓝色,可有少数空泡。

(2)放射线损伤后淋巴细胞形态变化:淋巴细胞受电离辐射后出现形态学改变:核固缩、核破碎、双核、卫星核淋巴细胞(胞质中主核旁出现小核)。

(3)淋巴细胞性白血病时形态学变化:在急、慢性淋巴细胞白血病中,出现各阶段原幼细胞,并有形态学变化。

3.浆细胞

正常浆细胞直径为 $8\sim9\ \mu m$,胞核圆、偏位,染色质为粗块状,呈车轮状或龟背状排列;胞质为灰蓝色、紫浆色,有泡沫状空泡,无颗粒。如外周血出现浆细胞,见于传染性单核细胞增多症、流行性出血热、弓形体病、梅毒、结核病等。异常形态浆细胞有以下 3 种。

(1)Mott 细胞:浆细胞内充满大小不等、直径 $2\sim3\ \mu m$ 的蓝紫色球体,呈桑葚样。见于反应性浆细胞增多症、疟疾、黑热病、多发性骨髓瘤。

（2）火焰状浆细胞：浆细胞体积大，胞质红染，边缘呈火焰状。见于 IgA 型骨髓瘤。

（3）Russell 小体：浆细胞内有数目不等、大小不一、直径 2～3 μm 的红色小圆球。见于多发性骨髓瘤、伤寒、疟疾、黑热病等。

第二节　单核细胞计数

单核细胞占白细胞总数的 3％～8％，骨髓多能造血干细胞分化为骨髓干细胞和粒-单核祖细胞之后进而发育为原单核细胞、幼单核细胞及单核细胞，后者逐渐释放至外周血中。循环血内的单核细胞并非终末细胞，它在血中的停留只是暂时的，3～6 天后进入组织或体腔内，可转变为幼噬细胞，再成熟为巨细胞。因此，单核细胞与组织中的巨噬细胞构成单核巨噬细胞系统，而发挥防御功能。

一、原理

单核细胞具有强烈的非特异性酯酶活性，在酸性条件下，可将稀释液中 α-醋酸萘酯水解，产生 α-萘酚，并与六偶氮副品红结合成稳定的红色化合物，沉积于单核细胞内，可与其他白细胞区别。因此，将血液稀释一定倍数，然后滴入计数盘，计数一定范围内单核细胞数，即可直接求得每升血液中单核细胞数。

二、参考值

参考值为 $(0.196 \pm 0.129) \times 10^9 / L$。

三、临床意义

(一)单核细胞增多

1.生理性增多

正常儿童外周血中的单核细胞较成人稍多，平均为 9％，出生后两周的婴儿可呈生理性单核细胞增多，可达 15％或更多。

2.病理性增多

单核巨噬细胞系统的防御作用是通过以下 3 个环节来完成的。

（1）对某些病原体，如 EB 病毒、结核分枝杆菌、麻风分枝杆菌、沙门菌、布鲁氏菌、疟原虫和弓形体等，均有吞噬和杀灭的作用。

（2）能清除损伤或已死亡的细胞,在炎症组织中迅速出现多数中性粒细胞与单核细胞,前3天中性粒细胞占优势,以后或更晚则以单核细胞为主,由于单核细胞和巨噬细胞吞噬残余的细菌和已凋亡的粒细胞,使炎症得以净化。

（3）处理抗原,在免疫反应的某些阶段,协助淋巴细胞发挥其免疫作用等。

临床上单核细胞增多常见于:①某些感染,如亚急性感染性心内膜炎、疟疾、黑热病等;急性感染的恢复期可见单核细胞增多;在活动性肺结核,如严重的浸润性的粒性结核时,可致血中单核细胞明显增多,甚至呈单核细胞类白血病反应,白细胞占总数常达 $20\times10^9/L$ 以上,分类时单核细胞可达 30% 以上,以成熟型为主,但亦可见少数连续单核巨噬细胞。②某些血液病及粒细胞缺乏症的恢复期,常见单核细胞一过性增多,恶性组织细胞病、淋巴瘤时可见幼单核细胞增多,成熟型亦见增多。骨髓增生异常综合征时,除贫血、白细胞计数减少之外,白细胞分类时常见核细胞增多。

（二）单核细胞减少

单核细胞减少的意义不大。

第三节　淋巴细胞计数

成人淋巴细胞约占白细胞的 1/4,为人体主要免疫活性细胞。淋巴细胞来源于多能干细胞,在骨髓、脾、淋巴结和其他淋巴组织生成中发育成熟者称为 B 淋巴细胞,在血液中占淋巴细胞的 20%～30%。B 淋巴细胞寿命较短,一般仅 3～5 天,经抗原激素活后分化为浆细胞,产生特异性抗体,参与体液免疫。在胸腺、脾、淋巴结和其他组织,依赖胸腺素发育成熟者称为 T 淋巴细胞,在血液中占淋巴细胞的 60%～70%。寿命较长,可达数月,甚至数年。T 淋巴细胞经抗原体致敏后,可产生多种免疫活性物质,参与细胞免疫。此外还有少数自然杀伤细胞、N 细胞（裸细胞）、D 细胞。但在普通光学显微镜下,淋巴细胞各亚群形态相同,不能区别。观察淋巴细胞的数量变化,有助于了解机体的免疫功能状态。直接计数比间接推算的结果更为可靠。

一、原理

用淋巴细胞稀释液将血液稀释一定倍数,同时破坏红细胞并将白细胞胞质染淡红色,使核与胞质清晰可辨。结合淋巴细胞形态特点,在中倍和低倍镜下容易识别。稀释后滴入计数盘中,计数一定范围内淋巴细胞数,即可直接求得每升血液中淋巴细胞数。

二、参考值

(1)成人:$(1.684\pm0.404)\times10^9/L$。

(2)学龄前儿童:$(3.527\pm0.727)\times10^9/L$。

第四节 嗜酸性粒细胞计数

嗜酸性粒细胞起源于骨髓内造血干细胞。经过单向嗜酸性祖细胞阶段,在有关生成素诱导下逐步分化,成熟为嗜酸性粒细胞。在正常人外周血中少见,仅为 $0.5\%\sim5\%$。

嗜酸性粒细胞有微弱的吞噬作用,但基本上无杀菌力,它的主要作用是抑制嗜碱性粒细胞和肥大细胞合成与释放其活性物质,吞噬其释放出颗粒,并分泌组胺酶破坏组胺,从而起到限制变态反应的作用。此外,试验证明它还参加与对蠕虫的免疫反应。嗜酸性粒细胞的趋化因子至少有六大来源:①从肥大细胞或嗜碱性粒细胞而来的组胺;②由补体而来的 C3a、C5a、C567,其中以 C5a 最为重要;③从致敏淋巴细胞而来的嗜酸性粒细胞趋化因子;④从寄生虫而来的嗜酸性粒细胞趋化因子;⑤从某些细菌而的嗜酸性粒细胞趋化因子(如乙型溶血性链球菌等);⑥从肿瘤细胞而来的嗜酸性粒细胞趋化因子。以上因素均可引起嗜酸性粒细胞计数增多。由于嗜酸性粒细胞在外周血中百分率很低,故经白细胞总数和嗜酸性粒细胞百分率换算而来的绝对值误差较大,因此,在临床上需在了解嗜酸性粒细胞计数的变化时,采用直接计数法。

一、原理

用嗜酸性粒细胞稀释液将血液稀释一定倍数,同时破坏红细胞和大部分其他白细胞,并将嗜酸性粒细胞着色,然后滴入细胞计数盘中,计数一定范围内嗜酸性粒细胞数,即可求得每升血液中嗜酸性粒细胞数。嗜酸性粒细胞稀释液种类较多,但作用大同小异。分为保护嗜酸性粒细胞而破坏其他细胞的物质和着染嗜酸性粒细胞的物质(如溴甲酚紫、伊红、石楠红等),可根据实验室的条件选择配制。

二、参考值

嗜酸性粒细胞参考值为$(0.05\sim0.5)\times10^9$/L。

三、临床意义

(一)生理变化

在劳动、寒冷、饥饿、精神刺激等情况下,交感神经兴奋,通过下丘脑刺激垂体前叶,产生促肾上腺皮质激素(ACTH),使肾上腺皮质产生肾上腺皮质激素。肾上腺皮质激素可阻止骨髓释放嗜酸性粒细胞,并促使血中嗜酸性粒细胞向组织浸润,从而导致外周血中嗜酸性粒细胞减少。因此,正常人嗜酸性粒细胞白天较低,夜间较高。上午波动较大,下午比较恒定。

(二)嗜酸性粒细胞增多

嗜酸性粒细胞增多可见于以下疾病。

1.过敏性疾病

如在支气管哮喘、血管神经性水肿、食物过敏、血清病时均可见血中嗜酸性粒细胞计数增多。肠寄生虫抗原与肠壁内结合免疫球蛋白 E(IgE)的肥大细胞接触时,使后者脱颗粒而稀放组胺,导致嗜酸性粒细胞计数增多。某些钩虫病患者,其血中嗜酸性粒细胞计数明显增多,白细胞总数高达数万,分类中90%以上为嗜酸性粒细胞,而呈嗜酸性粒细胞型类白血病反应,但其嗜酸性粒细胞均属成熟型,随驱虫及感染消除,血常规逐渐恢复正常。

2.某些传染病

一般急性传染病时,血中嗜酸性粒细胞计数均减少,唯猩红热时反而增高,现已知这可能因该病病原菌(乙型溶血性链球菌)所产生的酶能活化补体成分,继而引起嗜酸性粒细胞计数增多所致。

3.慢性髓细胞性白血病

此时嗜酸性粒细胞常可高达10%以上,并可见有幼稚型。罕见的嗜酸性粒细胞性白血病,其白血病性嗜酸粒细胞可达90%以上,以幼稚型居多,且其嗜性颗粒大小不均,着色不一,分布紊乱,并见空泡等形态学改变。某些恶性肿瘤,特别是淋巴系统恶性疾病,如霍奇金淋巴瘤及某些上皮性肿瘤,可见嗜酸性粒细胞计数增多,一般在10%左右。

(三)嗜酸性粒细胞减少

嗜酸性粒细胞减少见于伤寒、副伤寒、手术后严重组织损伤,以及应用肾上腺皮质激素或促肾上腺皮质激素后。

(四)嗜酸性粒细胞计数的其他应用

1.观察急性传染病的预后

肾上腺皮质有促进抗感染的能力,因此当急性感染(如伤寒)时,肾上腺皮质激素分泌增加,嗜酸性粒细胞随之减少,恢复期嗜酸性粒细胞又逐渐增多。若临床症状严重,而嗜酸性粒细胞不减少,说明肾上腺皮质功能衰竭;如嗜酸性粒细胞持续下降,甚至完全消失,说明病情严重,反之,嗜酸性粒细胞重新出现,甚至暂时增多,则为恢复的表现。

2.观察手术和烧伤患者的预后

手术后4小时嗜酸性粒细胞显著减少,甚至消失,24~48小时逐渐增多,增多速度与病情变化基本一致。大面积烧伤患者,数小时后嗜酸性粒细胞完全消失,且持续时间较长;若大手术或大面积烧伤后,患者嗜酸性粒细胞计数不下降或下降很少,则表明预后不良。

3.测定肾上腺皮质功能

促肾上腺皮质激素可使肾上腺皮质产生肾上腺皮质激素,造成嗜酸性粒细胞减少。嗜酸性粒细胞直接计数后,随即肌内注射或静脉滴注促肾上腺皮质激素 25 mg,直接刺激肾上腺皮质,或注射 0.1% 肾上腺素 0.5 mL,刺激垂体前叶分泌促肾上腺皮质激素,间接刺激肾上腺皮质。肌内注射后 4 小时或静脉滴注开始后 8 小时,再用嗜酸性粒细胞计数。结果判断:①在正常情况下,注射促肾上腺皮质激素或肾上腺素后,嗜酸性粒细胞比注射前应减少 50% 以上;②肾上腺皮质功能正常,而垂体前叶功能不良者,直接刺激时下降 50% 以上,间接刺激时不下降或下降很少;③垂体功能亢进时,直接和间接刺激均可下降 80% ~ 100%;④垂体前叶功能正常,而肾上腺皮质功能不良者,直接、间接刺激下降均不到 50%。

第五节　嗜碱性粒细胞计数

嗜碱性粒细胞胞质中含有大小不等的嗜碱性颗粒,这些颗粒中含有丰富的组胺、肝素,后者可以抗血凝和使血脂分散,而组胺则可改变毛细血管的通透性,它反应快而作用时间短,故又称快反应物质。颗粒中还含有缓慢作用物质,它可以改变血管和通透性,并使平滑肌收缩,特别是使支气管的平滑肌收缩而引起的哮喘。近年来已证实嗜碱性粒细胞参与特殊的免疫反应,即Ⅲ型变态反应。

一、方法学评价

嗜碱性粒细胞数量很少,通常仅占白细胞的 $1/300 \sim 1/200$。在一般白细胞分类计数中很难见到。自 1953 年 Moore 首次报道直接计数法以后,嗜碱性粒细胞在外周血变化的临床意义才逐渐被了解。目前常用方法有两种,即甲苯胺蓝和中性红法。

此两种方法操作步骤完全相同,即分别用甲苯胺蓝稀释液或中性红稀释液将血液稀释一定倍数,同时破坏红细胞并使嗜碱性细胞分别染成紫红色或红色。然后滴入细胞计数盘,计数一定范围内嗜碱性粒细胞数,即可直接求得每升血液中嗜碱性粒细胞数。

二、参考值

嗜碱性粒细胞参考值为 $(0.02 \sim 0.05) \times 10^9/L$。

三、临床意义

(一)增多

增多常见于慢性髓细胞性白血病、真性红细胞增多症、黏液性水肿、溃疡性结肠炎、变态反应、甲状腺功能减退症等。

(二)减少

减少见于Ⅰ型变态反应(荨麻疹、过敏性休克等)、促肾上腺皮质激素及糖皮质激素过量、应激反应(心肌梗死、严重感染、出血等)、甲状腺功能亢进症、库欣综合征等。

在临床上,嗜碱性粒细胞计数常用于慢性髓细胞性白血病与类白血病反应的鉴别和观察变态反应。

第四章 血小板检验

第一节 血小板功能检验

血小板在止血和凝血方面具有多种功能。当血小板与受损的血管壁、血管外组织接触或受刺激剂激活,血小板被活化,产生黏附、聚集和释放反应,并分泌多种因子,在止血和血栓形成中起着非常重要的作用。血小板功能检查的各项试验,对血小板疾病的诊断和治疗,以及血栓前状态与血栓性疾病的诊断、预防、治疗监测等有着重要的意义。

一、血小板黏附试验

(一)原理

血小板黏附试验是利用血小板在体外可黏附于玻璃的原理设计的。可用多种方法,包括玻璃珠柱法、玻璃球法等。方法为用一定量的抗凝血与一定表面积的玻璃接触一定时间,计数接触前、后的血中血小板数,计算出血小板黏附率。

$$血小板黏附率(\%)=\frac{黏附前血小板数-黏附后血小板数}{黏附前血小板数}\times100\%$$

(二)参考区间

玻璃珠柱法:53.9%~71.1%;玻璃球法(12 mL 玻瓶):男性为28.9%~40.9%,女性为34.2%~44.6%。

(三)临床应用

1.方法学评价

本试验是检测血小板功能的基本试验之一,用于遗传性与获得性血小板功能缺陷疾病的诊断、血栓前状态和血栓性疾病检查,以及抗血小板药物治疗监测。但由于特异性差、操作较复杂,且易受许多人为因素的影响,如静脉穿刺情况、黏附血流经过玻璃的时间、黏附玻璃的面积、试验过程中所用的容器性能、血小板计数的准确性等,致使其在临床的实际应用受限。

2.临床意义

(1)减低:见于先天性和继发性血小板功能异常(以后者多见),如血管性血友病、巨血小板综合征、低(无)纤维蛋白原血症、异常纤维蛋白原血症、急性白血病、骨髓增生异常综合征、骨髓增生性疾病、肝硬化、尿毒症、服用抗血小板药物等。

(2)增加:见于血栓前状态和血栓形成性疾病,如高血压病、糖尿病、妊娠期高血压疾病、肾小球肾炎、肾病综合征、心脏瓣膜置换术后、心绞痛、心肌梗死、脑梗死、深静脉血栓形成、口服避孕药等。

二、血小板聚集试验

(一)原理

血小板聚集试验通常用比浊法测定(即血小板聚集仪法,分为单通道、双通道、四通道)。用贫血小板血浆及富血小板血浆分别将仪器透光度调整为100%和0%。在富血小板血浆的比浊管中加入诱导剂激活血小板后,用血小板聚集仪测定富血小板血浆透光度的变化(即血小板聚集曲线)。通过分析血小板聚集曲线的最大聚集率、达到最大幅度的时间、达到1/2最大幅度的时间、2分钟的幅度、4分钟的幅度、延迟时间、斜率参数判断血小板的聚集功能。

(二)参考区间

血小板聚集曲线见图4-1,血小板聚集曲线常有双峰,第一个峰反映了血小板聚集功能,第二个峰反映了血小板的释放和聚集功能。不同浓度的诱导剂诱导的血小板聚集曲线各不相同。每个实验室的参考区间相差较大,各实验室应根据自己的试验具体情况及试验结果调节诱导剂的浓度,建立自己的参考区间。中国医学科学院血液研究所常用的体外诱导剂测得的血小板最大聚集率为11.2 μmol/L二磷酸腺苷溶液53%～87%;5.4 μmoL/L肾上腺素45%～85%;20 mg/L花生四烯酸56%～82%;1.5 g/L瑞斯托霉素58%～76%;20 mg/L胶原47%～73%。

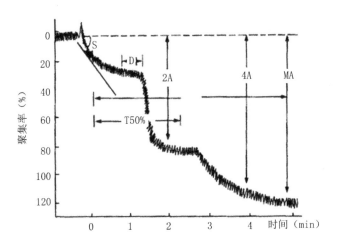

图 4-1 血小板聚集曲线的参数分析

2A:2分钟幅度;4A:4分钟的幅度;MA:达到最大幅度的时间;
T50%:达到1/2最大的时间;D:延迟时间;S:斜率

(三)临床应用

1.方法学评价

本试验也是检测血小板功能的基本试验之一,用于血小板功能缺陷疾病的诊断、血栓前状态和血栓性疾病检查,以及抗血小板药物治疗监测。

本试验在临床上开展比较广泛,简便、快速,成本低廉。但由于操作过程需对标本进行离心,可能导致血小板体外低水平活化,且易受试验过程中所用的容器性能、富血小板血浆中血小板数量、测定温度(25 ℃)、诱导剂的质量及某些药物等影响。在一般疾病的诊断中,以至少使用两种诱导剂为宜。

2.临床意义

(1)减低:血小板无力症、血小板贮存池病(无第二个峰)、血管性血友病(瑞斯托霉素作为诱导剂时,常减低)、巨血小板综合征、低或无纤维蛋白原血症、急性白血病、骨髓增生异常综合征、骨髓增生性疾病、肝硬化、尿毒症、服用抗血小板药物、特发性血小板减少性紫癜、细菌性心内膜炎、维生素 B_{12} 缺乏症等。

(2)增加:见于血栓前状态和血栓形成性疾病,如糖尿病、肾小球肾炎、肾病综合征、心脏瓣膜置换术后、心绞痛、心肌梗死、脑梗死、深静脉血栓形成、抗原-抗体复合物反应、高脂饮食、口服避孕药、吸烟等。

三、血块收缩试验

(一)原理

血块收缩试验分为定性法、定量法和血浆法。其原理为全血或血浆凝固后，由于血小板收缩使血清从纤维蛋白网眼中挤出而使血块缩小，观察血清占原有全血量(如定量法、试管法)或血浆量(如血浆法)的百分比(即血块收缩率)，可反映血块收缩程度。

(二)参考区间

定性法：1小时开始收缩，24小时完全收缩；定量法：48%～64%；血浆法：>40%。

(三)临床应用

1.方法学评价

血块收缩试验除与血小板收缩功能有关外，还与血小板数量、纤维蛋白原、纤维蛋白稳定因子量等有关，而且试管清洁度、试验温度对它影响较大，故有时试验结果与血小板功能障碍程度不一定平行，临床上已较少使用。

2.临床意义

(1)下降见于血小板减少症、血小板增多症、血小板无力症、低或无纤维蛋白原血症、严重凝血功能障碍、异常球蛋白血症、红细胞增多症(定量法及试管法)等。

(2)增加：纤维蛋白稳定因子(因子ⅩⅢ)缺乏症、严重贫血(定量法及试管法)。

四、血小板活化指标检测

健康人循环血液中的血小板基本处于静止状态，当血小板受刺激剂激活或与受损的血管壁、血管外组织接触后，血小板被活化。活化血小板膜糖蛋白(glyco protein，GP)重新分布，分子结构发生变化，导致血小板发生黏附、聚集，同时发生释放反应。血小板内的储存颗粒与质膜融合，将其内容物释放入血浆。

(一)血浆 β-血小板球蛋白和血小板第4因子检测

1.原理

血小板活化后，α-颗粒内的β-血小板球蛋白和血小板第4因子可释放到血浆中，使血浆中β-血小板球蛋白和血小板第4因子的浓度增高。用双抗体夹心法可进行检测。将β-血小板球蛋白或抗血小板第4因子抗体包被在酶标板上，加入待测标本(或不同浓度的标准液),再加入酶联二抗,最后加底物显色,显色深浅与 β-血小板球蛋白、血小板第 4 因子浓度成正比。根据标准曲线可得出待测标本的 β-血小板球蛋白/血小板第 4 因子浓度。

2.参考区间

不同试剂盒略有不同,β-血小板球蛋白:6.6~26.2 μg/L,血小板第 4 因子:0.9~5.5 μg/L。

3.临床应用

(1)方法学评价:β-血小板球蛋白、血小板第 4 因子的半衰期较短,且易受机体代谢功能和血小板破坏的影响,采血及后续试验步骤必须尽可能保证血小板不被体外激活或破坏。在难以确定 β-血小板球蛋白、血小板第 4 因子浓度增加是来自体内还是体外激活时,可计算 β-血小板球蛋白/血小板第 4 因子比率。一般情况下,来自体内激活者 β-血小板球蛋白/血小板第 4 因子之比约为 5∶1,来自体外激活者 β-血小板球蛋白/血小板第 4 因子之比约为 2∶1。

(2)临床意义:①减低见于先天性或获得性贮存池病。②增高:表明血小板活化,释放反应亢进,见于血栓前状态及血栓性疾病,如糖尿病伴血管病变、妊娠期高血压疾病、系统性红斑狼疮、血液透析、肾病综合征、尿毒症、大手术后、心绞痛、心肌梗死、脑梗死、弥散性血管内凝血、深静脉血栓形成等。③β-血小板球蛋白主要由肾脏排泄,肾功能障碍时可导致血中 β-血小板球蛋白明显增加;血小板第 4 因子主要由血管内皮细胞清除,内皮细胞的这种功能受肝素的影响,因此肝素治疗时血中血小板第 4 因子增加。

(二)血浆 P-选择素检测

1.原理

P-选择素是位于血小板 α-颗粒和内皮细胞怀布尔-帕拉德小体的一种糖蛋白,当血小板被活化后,P-选择素在血小板膜表面表达并释放到血中,故测定血浆或血小板表面的 P-选择素可判断血小板被活化的情况。血浆 P-选择素测定常用酶联免疫吸附测定(ELISA),原理同血浆中 β-血小板球蛋白或血小板第 4 因子测定。

2.参考区间

9.2~20.8 μg/L。

3.临床应用

(1)方法学评价:由于 P-选择素也存在于内皮细胞的怀布尔-帕拉德小体中,血浆中可溶性 P-选择素,除来源于活化血小板外,也可来源于内皮细胞,分析时应加以注意。测定血小板膜表面P-选择素的含量,能更真实地反映血小板在体内活化的情况。

(2)临床意义:增加见于血栓前状态及血栓形成性疾病,如心肌梗死、脑血管病变、糖尿病伴血管病变、深静脉血栓形成、自身免疫性疾病等。

(三)血浆血栓烷 B_2 和 11-脱氢-血栓烷 B_2 检测

血小板被激活后,血小板膜磷脂花生四烯酸代谢增强。血栓烷 A_2 是代谢产物之一,是血小板活化的标志物。但由于血栓烷 B_2 半衰期短,不易测定,通常通过测定其稳定代谢物血浆血栓烷 B_2 的血浆浓度来反映体内血小板的活化程度。11-脱氢-血栓烷 B_2 是血栓烷 B_2 在肝脏氧化酶作用下形成的产物。

1.原理

双抗夹心法。

2.参考区间

血栓烷 B_2:28.2～124.4 ng/L;11-脱氢-血栓烷 B_2:2.0～7.0 ng/L。

3.临床应用

(1)方法学评价:血浆血栓烷 B_2 测定是反映血小板体内被激活的常用指标,但采血及试验操作过程中造成的血小板体外活化等因素会影响血栓烷 B_2 的含量。而 11-脱氢-血栓烷 B_2 不受体外血小板活化的影响,是反映体内血小板活化的理想指标。

(2)临床意义:①减低见于服用阿司匹林类等非甾体抗炎药或先天性环氧化酶缺乏等。②增加见于血栓前状态及血栓形成性疾病,如糖尿病、肾病综合征、妊娠期高血压疾病、动脉粥样硬化、高脂血症、心肌梗死、心绞痛、深静脉血栓形成、大手术后、肿瘤等。

(四)血小板第3因子有效性检测

血小板第3因子有效性检测也称血小板促凝活性测定。血小板第3因子是血小板活化过程中形成的一种膜表面磷脂成分,是血小板参与凝血过程的重要因子,可加速凝血活酶的生成,促进凝血过程。

1.原理

利用白陶土作为血小板的活化剂促进血小板第3因子形成,用氯化钙作为凝血反应的启动剂。将正常人和受检者的富血小板血浆和贫血小板血浆交叉组合(表4-1),测定各自的凝固时间,比较各组的时间,了解受检者血小板第3因子是否有缺陷。

表 4-1 血小板第 3 因子有效性测定分组

组别	患者血浆(mL)		正常血浆(mL)	
	富血小板血浆	贫血小板血浆	富血小板血浆	贫血小板血浆
1	0.1			0.1
2		0.1	0.1	
3	0.1	0.1		
4			0.1	0.1

2.参考区间

第 3 组、第 4 组分别为患者和正常人(作为对照组),患者血小板第 3 因子有缺陷或内源凝血因子有缺陷时,第 3 组凝固时间比第 4 组长。当第 1 组较第 2 组凝固时间延长 5 秒以上时,即为血小板第 3 因子有效性减低。

3.临床应用

(1)减低:见于先天性血小板第 3 因子缺乏症、血小板无力症、肝硬化、尿毒症、弥散性血管内凝血、异常蛋白血症、系统性红斑狼疮、特发性血小板减少性紫癜、骨髓增生异常综合征、急性白血病及某些药物影响等。

(2)增加:见于高脂血症、食用饱和脂肪酸、短暂性脑缺血发作、心肌梗死、动脉粥样硬化、糖尿病伴血管病变等。

五、血小板膜糖蛋白检测

血小板膜糖蛋白(glyco protein,GP)是血小板功能的分子基础,主要包括 GP Ⅱb/Ⅲa 复合物(CD41/CD61)、GP Ⅰb/Ⅸ/Ⅴ 复合物(CD42b/CD42a/CD42 天)、GP Ⅰa/Ⅱa 复合物(CD49b/CD29)、GP Ⅰc/Ⅱa 复合物(CD49c/CD49f/CD29)、GP Ⅳ(CD36)和 GP Ⅵ。GP 分子数量或结构异常均可导致患者发生出血或血栓形成。活化血小板与静止血小板相比,膜糖蛋白的种类、结构、含量等亦呈现显著变化。

(一)原理

以往大多采用单克隆抗体与 GP 结合后,用放射免疫法测定 GP 含量。现在由于流式细胞技术的发展及荧光标记的各种血小板特异性单克隆抗体的成功制备,临床工作中已广泛使用流式细胞术分析 GP。原理是选用不同荧光素标记的 GP 单克隆抗体与受检者血小板膜上的特异性糖蛋白结合,在流式细胞仪上检测荧光信号,根据荧光的强弱分析,计算出阳性血小板的百分率或者定量检测血小板膜上糖蛋白含量。

(二)参考区间

GPⅠb(CD42b)、GPⅡb(CD41)、GPⅢa(CD61)、GPⅤ(CD42)、GPⅨ(CD42a)阳性血小板百分率>98%。

定量流式细胞分析:①GPⅢa(CD61):(53±12)×10³分子数/血小板。②GPⅠb(CD42b):(38±11)×10³分子数/血小板。③GPⅠa(CD49b):(5±2.8)×10³分子数/血小板。

(三)临床应用

1.方法学评价

用流式细胞术分析血小板的临床应用还包括循环血小板活化分析(血小板膜CD62P(血小板膜P-选择素)、CD63(溶酶体完整膜糖蛋白)、活化血小板GPⅡb/Ⅲa复合物的表达、血小板自身抗体测定、免疫血小板计数等。

由于血小板极易受到环境因素的影响发生活化,流式细胞术分析血小板功能时需特别注意样本的采集、抗凝剂的选择、血液与抗凝剂的混匀方式、样本的运送与贮存、固定剂的种类和时间等,尤其还要合理设定各种对照,以避免各种因素可能造成的假阳性或假阴性反应。

2.临床意义

GPⅠb(CD42b)缺乏见于巨血小板综合征,GPⅡb/Ⅲa(CD41/CD61)缺乏见于血小板无力症。

六、血小板自身抗体和相关补体检测

在某些免疫性疾病或因服用某些药物、输血等情况下,机体可产生抗血小板自身抗体或补体,导致血小板破坏过多或生成障碍,使循环血小板减少,从而引发出血性疾病。血小板自身抗体可分为血小板相关免疫球蛋白(platelet-associated immunoglobulin,PAIg),包括PAIgG、PAIgA、PAIgM和特异性膜糖蛋白自身抗体、药物相关自身抗体、抗同种血小板抗体等。测定血小板自身抗体或补体的表达有助于判断血小板减少的原因。

(一)原理

血小板免疫相关球蛋白常用的检测方法为ELISA及流式细胞术。抗血小板膜糖蛋白抗体一般用ELISA检测,流式细胞术分析方法尚不成熟。

(二)参考区间

ELISA法:PAIgG(0~78.8)ng/10⁷血小板;PAIgA(0~2)ng/10⁷血小

板;PAIgM(0~7)ng/10^7 血小板。流式细胞术:PAIg<10%。

(三)临床应用

(1)90%以上的特发性血小板减少性紫癜患者 PAIgG 增加,同时测定 PAIgA、PAIgM 阳性率达 100%。治疗后有效者上述指标下降,复发则增加。特发性血小板减少性紫癜患者在皮质激素治疗后,PAIgG 不下降可作为切脾的指征。其他疾病如同种免疫性血小板减少性紫癜(如多次输血)、Evans 综合征、药物免疫性血小板减少性紫癜、慢性活动性肝炎、结缔组织病、系统性红斑狼疮、恶性淋巴瘤、慢性淋巴细胞白血病、多发性骨髓瘤等 PAIg 也可增加。

(2)特异性抗 GP 的自身抗体阳性对诊断特发性血小板减少性紫癜有较高的特异性,其中以抗 GP Ⅱb/Ⅲa、GP Ⅰb/Ⅸ复合物的抗体为主。

七、血小板生存时间检测

本试验可反映血小板生成与破坏之间的平衡,是测定血小板在体内破坏或消耗速度的一项重要试验。

(一)原理

阿司匹林可使血小板膜花生四烯酸代谢中的关键酶(环氧化酶)失活,致血小板花生四烯酸代谢受阻,代谢产物丙二醛和血栓烷 B_2 生成减少。而新生血小板未受抑制,丙二醛和血栓烷 B_2 含量正常。故根据患者口服阿司匹林后血小板丙二醛和血栓烷 B_2 生成量的恢复曲线可推算出血小板的生存时间。丙二醛含量可用荧光分光光度计法测定,血栓烷 B_2 可以用 ELISA 法测定。

(二)参考区间

丙二醛法:6.6~15 天;血栓烷 B_2 法:7.6~11 天。

(三)临床应用

血小板生存期缩短,见于以下几方面。①血小板破坏增多性疾病:如原发性血小板减少性紫癜、同种和药物免疫性血小板减少性紫癜、脾功能亢进、系统性红斑狼疮。②血小板消耗过多性疾病:如弥散性血管内凝血、血栓性血小板减少性紫癜、溶血性尿毒综合征。③各种血栓性疾病:如心肌梗死、糖尿病伴血管病变、深静脉血栓形成、肺梗死、恶性肿瘤等。

八、血小板钙流检测

血小板活化时,储存于血小板致密管道系统和致密颗粒内的钙离子释放出来,胞质内钙离子浓度升高形成钙离子流。钙离子流信号随即促进血小板的花生四烯酸代谢、信号传导、血小板的收缩及活化等生理反应。

(一)原理

利用荧光探针标记血小板内钙离子,在诱导剂作用下,血小板的钙离子通道打开,用共聚焦显微镜或流式细胞术观察血小板荧光强度变化,以分析血小板胞内钙流的变化。

(二)参考区间

正常血小板内钙离子浓度为 $20\sim90$ nmol/L,细胞外钙离子浓度为 $1.1\sim1.3$ nmol/L。

(三)临床应用

测定血小板细胞内钙离子的方法可用于临床诊断与钙离子代谢有关的血小板疾病,也可用于判断钙通道阻滞剂的药理作用。

第二节　凝血系统检验

凝血系统由内源性凝血途径、外源性凝血途径和共同凝血途径 3 个部分组成,各部分常用的凝血系统检测方法介绍如下。

一、内源凝血系统的检验

(一)全血凝固时间测定

1.原理

静脉血与异物表面(如玻璃、塑料等)接触后,因子Ⅻ被激活,启动了内源凝血系统,最后生成纤维蛋白而使血液凝固,其所需时间即凝血时间,是内源凝血系统的 1 项筛选试验。目前采用静脉采血法,有 3 种检测方法。

(1)活化部分凝血活酶时间法:在待检全血中加入白陶土-脑磷脂悬液,以充分激活因子Ⅻ和因子Ⅺ,并为凝血反应提供丰富的催化表面,启动内源凝血途径,引发血液凝固。

(2)硅管凝血时间测定法:涂有硅油的试管加血后,硅油使血液与玻璃隔离,凝血时间比普通试管法长。

(3)普通试管法:全血注入普通玻璃试管而被激活,从而启动内源性凝血。

2.参考区间

每个实验室都应建立其所用测定方法的相应参考区间。活化部分凝血活酶时间法,1.2~2.1分钟;硅管凝血时间测定法,15~32分钟;普通试管法,5~10分钟。

3.临床应用

(1)方法学评价:静脉采血法由于血液中较少混入组织液,因此对内源凝血因子缺乏的灵敏度比毛细血管采血法要高。①普通试管法:仅能检出凝血因子Ⅷ(FⅧ)促凝活性水平低于2%的重型血友病患者,本法不敏感,目前趋于淘汰。②硅管法:较敏感,可检出FⅧ促凝活性水平低于45%的血友病患者。③活化部分凝血活酶时间法:是检出内源凝血因子缺陷敏感的筛检试验之一,能检出FⅧ促凝活性水平低至45%的血友病患者;活化部分凝血活酶时间法也是体外监测肝素治疗用量较好的实验指标之一。

上述测定凝血时间的各种方法,在检测内源性凝血因子缺陷方面,活化部分凝血活酶时间法的灵敏度和准确性最好。

(2)质量控制:活化部分凝血活酶时间法不是一个标准化的试验,此试验的灵敏度与准确度受多种因素的影响,如激活剂种类、仪器判定血液凝固的原理(如电流法、光学法和黏度法等)等。不同的激活剂,如硅藻土和白陶土,凝固时间不同,较常用硅藻土作激活剂,因白陶土有抵抗抑肽酶(一种抗纤溶药物,可减低外科手术后出血)的作用,不适宜用于与此药有关的患者。各种方法之间必须与现行的标准方法进行相关性和偏倚分析,以便调节活化部分凝血活酶时间,监测肝素浓度所允许的测定时间。

理论上,凝血时间测定能检出活化部分凝血活酶时间所能检出的凝血因子及血小板磷脂的缺陷,而事实上,只要有微量的Ⅱa形成,就足以发生血液凝固;即使患者患有极严重的血小板减低症,少量血小板第3因子就足以促进Ⅱa形成,故血小板减少症患者凝血时间可正常,只在极严重的凝血因子缺乏时凝血时间才延长。凝血时间测定的改良方法,如塑料试管法、硅化试管法、活化凝固时间法等,虽然灵敏度有所提高,但不能改变上述的局限性。因此,作为内源凝血筛检试验,凝血时间测定已被更好的检测内源性凝血异常的指标活化部分凝血活酶时间所替代。

(3)临床意义:凝血时间测定主要反映内源凝血系统有无缺陷。①凝血时间延长:除FⅦ和凝血因子ⅩⅢ(FⅩⅢ)外,所有其他凝血因子缺乏,凝血时间均可延长。主要见于FⅧ、凝血因子Ⅸ(FⅨ)显著减低的血友病和凝血因子Ⅺ(FⅪ)缺乏症;血管性血友病;严重的凝血因子Ⅴ(FⅤ)、凝血因子Ⅹ(FⅩ)、纤维蛋白原和凝血因子Ⅱ(FⅡ)缺乏,如肝病、阻塞性黄疸、新生儿出血症、吸收不良综合征、口服抗凝剂、应用肝素,以及低(无)纤维蛋白原血症和纤溶亢进使纤维蛋白原降解增加;弥散性血管内凝血,尤其在失代偿期或显性弥散性血管内凝血时凝血时间延长;病理性循环抗凝物增加,如抗FⅧ抗体或抗FⅨ抗体、系统性红斑狼疮等。②监测肝素抗凝治疗的用量:行体外循环时,由于活化部分凝血活酶时间试验不能反映体内肝素的安全水平,因而用活化部分凝血活酶时间监测临床肝素的应用。③凝血时间缩短见于血栓前状态,如弥散性血管内凝血高凝期等,但敏感性差;血栓性疾病,如心肌梗死、不稳定型心绞痛、脑血管病变、糖尿病伴血管病变、肺梗死、深静脉血栓形成、妊娠期高血压疾病、肾病综合征等。

(二)活化部分凝血活酶时间测定

1.原理

37 ℃条件下,以白陶土(激活剂)FⅫ和FⅪ,以脑磷脂(部分凝血活酶)代替血小板提供凝血的催化表面,在钙离子参与下,观察贫血小板血浆凝固所需时间,即为活化部分凝血活酶时间,是内源凝血系统较敏感和常用的筛选试验。有手工法和仪器法。

仪器法即指血液凝固分析仪,主要有3种判断血浆凝固终点的方法。

(1)光学法:当纤维蛋白原逐渐变成纤维蛋白时,经光照射后产生的散射光(散射比浊法)或透射光(透射比浊法)发生变化,根据一定方法判断凝固终点。

(2)电流法(钩方法):根据纤维蛋白具有导电性,利用纤维蛋白形成时的瞬间电路连通来判断凝固终点。

(3)黏度法:血浆凝固时血浆黏度增高,使正在磁场中运动的小铁珠运动强度减弱,以此判断凝固终点。

还有一种适用于床边检验的血液凝固仪是采用干化学测定法,其原理是将惰性顺磁铁氧化颗粒均匀分布于产生凝固或纤溶反应的干试剂中,血液与试剂发生相应的凝固或纤溶反应时,惰性顺磁铁氧化颗粒随之摆动,通过检测其引起的光量变化即可获得试验结果。

2.参考区间

20～35秒(通常<35秒),每个实验室应建立所用测定方法相应的参考区间。

3.临床应用

(1)方法学评价:手工法虽重复性差一点,且耗时,但操作简便,有相当程度的准确性,现仍作为参考方法。仪器法快速、敏感和简便,所用配套的试剂、质控物、标准品均保证了试验的高精度;但在诊断的准确性方面,仪器法并不比手工法更高;且仪器本身也会产生一定误差。

活化部分凝血活酶时间是一个临床常用、较为敏感的检测内源凝血因子缺乏的简便试验,已替代普通试管法测定凝血时间。但活化部分凝血活酶时间对诊断血栓性疾病和血栓前状态缺乏敏感性,也无特异性,临床价值有限。

新生儿由于凝血系统尚未发育完善,多种凝血因子尤其是维生素 K 依赖凝血因子(FⅡ、FⅦ、FⅨ、FⅩ)和接触系统凝血因子(FⅪ、FⅫ、PK、HMWK)血浆水平不到成人的 50%,其活化部分凝血活酶时间检测将延长,一般出生后半年凝血因子可达正常成人水平。

(2)质量控制:标本采集、抗凝剂用量、仪器和试剂、实验温度等均对活化部分凝血活酶时间试验的准确性产生重要的影响,故对试验的要求基本与凝血酶原时间相同。由于缺乏标准的试剂和技术,活化部分凝血活酶时间测定的参考区间也随所用的检测方法、仪器和试剂而变化,因此,按仪器和试剂要求进行认真检测比选择测定的方法更为重要。①激活剂和部分凝血活酶试剂:来源及制备不同,均可影响测定结果。常用的激活剂有白陶土,还可以用硅藻土、鞣花酸。应根据不同的检验目的选用合理的激活剂:对凝血因子相对敏感的是白陶土;对肝素相对敏感的是硅藻土;对狼疮抗凝物相对敏感的是鞣花酸。部分凝血活酶(磷脂)主要来源于兔脑组织(脑磷脂),不同制剂质量不同,一般选用 FⅧ、FⅨ 和FⅪ 的血浆浓度为 $200 \sim 250$ U/L 时敏感的试剂。②标本采集和处理:基本要求同凝血酶原时间试验。注意冷冻血浆可减低活化部分凝血活酶时间对狼疮抗凝物,以及对 FⅫ、FⅪ、HMWK、PK 缺乏的灵敏度;室温下,FⅧ 易失活,须快速检测;高脂血症可使活化部分凝血活酶时间延长。

(3)临床意义:活化部分凝血活酶时间反映内源凝血系统凝血因子(Ⅻ、Ⅺ、Ⅸ、Ⅷ)、共同途径中凝血因子(Ⅰ、Ⅱ、Ⅴ、Ⅹ)的水平。虽然,活化部分凝血活酶时间测定的临床意义基本与凝血时间相同,但灵敏度较高,可检出低于正常水平 $15\% \sim 30\%$ 的凝血因子异常。活化部分凝血活酶时间对 FⅧ 和 FⅨ 缺乏的灵敏度比对 FⅪ、FⅫ 和共同途径中凝血因子缺乏的灵敏度高。必须指出,单一因子(如 FⅧ)活性增高就可使活化部分凝血活酶时间缩短,其结果则可能掩盖其他凝血因子的缺乏。

活化部分凝血活酶时间超过正常对照 10 秒以上即为延长。主要见于:①轻型血友病,可检出 FⅧ 活性低于 15% 的患者,对 FⅧ 活性超过 30% 和血友病携带者,灵敏度欠佳。在中、轻度 FⅧ、FⅨ、FⅪ缺乏时,活化部分凝血活酶时间可正常。②血管性血友病,Ⅰ型和Ⅲ型患者活化部分凝血活酶时间可显著延长,但不少Ⅱ型患者活化部分凝血活酶时间并不延长。③血中抗凝物,如凝血因子抑制物、狼疮抗凝物、华法林或肝素水平增高,FⅡ、FⅨ、FⅤ、FⅩ缺乏时灵敏度略差。④纤溶亢进,大量纤维蛋白降解产物抑制纤维蛋白聚合,使活化部分凝血活酶时间延长;弥散性血管内凝血晚期时,伴随凝血因子大量被消耗,活化部分凝血活酶时间延长更为显著。⑤其他,如肝病、弥散性血管内凝血、大量输入库血等。

活化部分凝血活酶时间缩短见于血栓前状态及血栓性疾病、弥散性血管内凝血早期(动态观察活化部分凝血活酶时间变化有助于弥散性血管内凝血的诊断)。活化部分凝血活酶时间对血浆肝素的浓度较敏感,是目前广泛应用的肝素治疗监测指标。此时,要注意活化部分凝血活酶时间测定结果必须与肝素治疗范围的血浆浓度呈线性关系,否则不宜使用。一般在肝素治疗期间,活化部分凝血活酶时间维持在正常对照的 1.5～3.0 倍为宜。

(三)凝血因子Ⅷ、Ⅸ、Ⅺ和Ⅻ促凝活性测定

1.原理

一期法:受检血浆中分别加入缺乏 FⅧ、FⅨ、FⅪ和 FⅫ的基质血浆、白陶土脑磷脂悬液和钙溶液,分别记录开始出现纤维蛋白丝所需的时间。从各自的标准曲线中,分别计算出受检血浆中 FⅧ：C、FⅨ：C、FⅪ：C和 FⅫ：C相当于正常人的百分率(%)。

2.参考区间

FⅧ：C,103%±25.7%;FⅨ：C,98.1%±30.4%;FⅪ：C,100%±18.4%;FⅫ：C,92.4%±20.7%。

3.临床应用

(1)方法学评价:本试验是在内源凝血筛选试验的基础上,省略以往逐级筛选和纠正试验,直接检测各相应凝血因子促凝活性的较为理想和直观的实验方法,同时也是血友病评价和分型的重要指标之一。

(2)质量控制:急性时相反应及严重肝实质损伤时,FⅧ：C可明显增加,但在血管性血友病因子缺陷时,FⅧ：C降低,因此需与血管性血友病因子含量同时测定。加入的基质血浆中缺乏因子应<1%,而其他因子水平必须正常,放置于－80～－40 ℃冰箱中保存,每次测定都应做标准曲线,正常标准血浆要求20人以上混合血浆,分装冻干保存于－40～－20 ℃,可用2～3个月。

(3)临床意义:①增高主要见于血栓前状态和血栓性疾病,如静脉血栓形成、

肺栓塞、妊娠期高血压疾病、晚期妊娠、口服避孕药、肾病综合征、恶性肿瘤等。②FⅧ：C减低见于血友病A(其中重型≤1％;中型2％～5％;轻型6％～25％;亚临床型26％～45％)、血管性血友病(尤其是Ⅰ型和Ⅲ型)、弥散性血管内凝血、血中存在因子Ⅷ抗体(此情况少见);FⅨ：C减低见于血友病B(临床分型同血友病A)、肝脏疾病、弥散性血管内凝血、维生素K缺乏症和口服抗凝剂等;FⅪ：C减低见于FⅪ因子缺乏症、弥散性血管内凝血、肝脏疾病等;FⅫ：C减低见于先天性FⅫ缺乏症、弥散性血管内凝血和肝脏疾病等。

二、外源凝血系统的检验

(一)血浆凝血酶原时间测定(一期法)

1.原理

在受检血浆中加入过量的组织凝血活酶(人脑、兔脑、胎盘及肺组织等制品的浸出液)和钙离子,使凝血酶原变为凝血酶,后者使纤维蛋白原转变为纤维蛋白。观察血浆凝固所需时间即凝血酶原时间。该试验是反映外源凝血系统最常用的筛选试验。有手工和仪器检测两类方法。仪器法判断血浆凝固终点的方法和原理与活化部分凝血活酶时间检测时基本相同。

2.参考区间

每个实验室应建立所用测定方法相应的参考区间。①成人:10～15秒;新生儿延长2～3秒;早产儿延长3～5秒(3～4天达到成人水平)。②凝血酶原时间比值:0.85～1.15。③国际标准化比值:口服抗凝剂治疗不同疾病时,需不同的国际标准化比值。

3.临床应用

(1)方法学评价。①手工法:常用普通试管法,曾用毛细血管微量法,后者虽采血量少,但操作较烦琐,已淘汰;也可用表面玻皿法,尽管准确性较试管法高,但操作不如后者方便。手工法虽重复性差一些,耗时,但仍有相当程度的准确性,且操作简便,故仍在临床应用,并可作为仪器法校正的参考方法。②仪器法:血凝仪可连续记录凝血过程引起的光、电或机械运动的变化,其中,黏度法可不受影响因素(黄疸、乳糜、高脂血症、溶血等)的干扰。

半自动仪器法(加样、加试剂仍为手工操作)提高了凝血酶原时间测定的精确度和速度,但存在标本交叉污染的缺点。全自动仪器法(加样、加试剂全部自动化)使检测更加精确、快速、敏感和简便;同时,仪器法所用的试剂、质控物、标准品均有可靠的配套来源,保证了试验的高精度。但在临床诊断的准确性方面,仪器法并不比手工法更高。凝血仪干化学法测定,操作简单,特别有助于床边弥散性血管内凝血的诊断,但价格较高,尚未能普及。

(2)质量控制:血液标本采集、抗凝剂用量、仪器和试剂、实验温度及凝血酶原时间检测的报告方式均对试验的准确性和实用性产生重要影响。

标本采集和处理:患者应停用影响止血和凝血试验的药物至少1周。抗凝剂为枸橼酸钠,其与血液的容积比为1:9。若血标本的血细胞比容异常增高或异常减低,推荐矫正公式:抗凝剂用量=0.001 85×血量(mL)×(100-患者血细胞比容)。在采血技术和标本处理时,应注意止血带使用时间要短,采血必须顺利快捷,避免凝血、溶血和气泡(气泡可使纤维蛋白原、FV、FⅧ变性和引起溶血,溶血又可引起FⅦ激活,使凝血酶原时间缩短);凝血检测用的血标本最好单独采集,并立即分离血浆,按规定的离心力除去血小板;创伤性或留置导管的血标本,以及溶血、凝血不适宜做凝血试验;对于黄疸、溶血、脂血标本如用光学法测定,结果应扣除本底干扰,标本送检时应注意储存温度和测定时间。低温虽可减缓凝血因子的失活速度,但可活化FⅦ、FⅪ。如储存血标本,也要注意有效时间,储存时间过长,凝血因子(尤其FⅧ)的活性明显减低,因此,从标本采集到完成测定的时间通常不宜超过2小时。

组织凝血活酶试剂质量:该试验灵敏度的高低依赖于组织凝血活酶试剂的质量。试剂可来自组织抽提物,应含丰富的凝血活酶(组织因子和磷脂);现也用纯化的重组组织因子加磷脂作试剂,重组组织因子比动物性来源的凝血活酶对FⅡ、FⅦ、FⅩ灵敏度更高。组织凝血活酶的来源及制备方法不同,使各实验室之间及每批试剂之间凝血酶原时间结果差异较大,可比性差,特别影响对口服抗凝剂患者治疗效果的判断,因此,应使用标有国际敏感指数的试剂。

国际敏感指数和国际标准化比值:为了校正不同组织凝血活酶之间的差异,早在1967年,世界卫生组织就将人脑凝血活酶标准品(批号67/40)作为以后制备不同来源组织凝血活酶的参考物,并要求计算和提供每批组织凝血活酶的国际敏感指数。国际敏感指数值越低,试剂对有关凝血因子降低的敏感度越高。对口服抗凝剂的患者,必须使用国际标准化比值作为凝血酶原时间结果报告形式,并用以作为抗凝治疗监护的指标。国际标准化比值=患者凝血酶原时间/正常人平均凝血酶原时间。

正常对照:必须至少来自20名以上男女各半的混合血浆所测结果。目前,许多试剂制造商能提供100名男女各半的混合血浆作为对照用的标准血浆。

报告方式:一般情况下,可同时报告受检凝血酶原时间(s)和正常对照凝血酶原时间(s)及凝血酶原时间比值,凝血酶原时间比值＝被检血浆凝血酶原时间/正常血浆凝血酶原时间。当用于监测口服抗凝剂用量时,则必须同时报告国际标准化比值。

(3)临床意义:凝血酶原时间是检测外源性凝血因子有无缺陷较为敏感的筛检试验,也是监测口服抗凝剂用量的有效监测指标之一。

凝血酶原时间延长指凝血酶原时间超过正常对照3秒以上或凝血酶原时间比值超过参考区间。主要见于:①先天性FⅡ、FV、FⅦ、FX减低(较为少见,一般在低于参考人群水平的10%以下时才会出现凝血酶原时间延长,凝血酶原时间比值增大)、纤维蛋白原缺乏(＜500 mg/L)或无纤维蛋白原血症、异常纤维蛋白原血症。②获得性凝血因子缺乏,如弥散性血管内凝血、原发性纤溶亢进、阻塞性黄疸和维生素K缺乏、循环抗凝物质增多等。香豆素治疗(注意药物,如氨基水杨酸、头孢菌素等可增强口服抗凝剂的药效,而巴比妥盐等可减弱口服抗凝剂的药效)时,当FⅡ、FV、FⅦ、FX浓度低于正常人水平40%时,凝血酶原时间即延长。

凝血酶原时间对FⅦ、FX缺乏的敏感性较对FⅠ、FⅡ缺乏的要高,但对肝素的敏感性不如活化部分凝血活酶时间。此外,发现少数FⅨ严重缺乏的患者,由于FⅦa活化FⅨ的途径障碍,也可导致凝血酶原时间延长,但其延长程度不如FⅦ、FX、凝血酶原和纤维蛋白原缺乏时显著。

凝血酶原时间缩短见于:①先天性FV增多。②弥散性血管内凝血早期(高凝状态)。③口服避孕药、其他血栓前状态及血栓性疾病。

凝血酶原时间是口服抗凝剂的实验室监测的首选指标。临床上,常将国际标准化比值为2～4作为口服抗凝剂治疗时剂量适宜范围。当国际标准化比值＞4.5时,如纤维蛋白原和血小板数仍正常,则提示抗凝过度,应减低或停止用药。当国际标准化比值＜4.5而同时伴有血小板减低时,则可能是弥散性血管内凝血或肝病等所致,也应减低或停止口服抗凝剂。口服抗凝剂达有效剂量时的国际标准化比值:预防深静脉血栓形成为1.5～2.5;治疗静脉血栓形成、肺栓塞、心脏瓣膜病为2.0～3.0;治疗动脉血栓栓塞、心脏机械瓣膜转换、复发性系统性栓塞为3.0～4.5。

(二)血浆因子Ⅱ、V、Ⅶ、X促凝活性检测

1.原理

一期法:受检血浆分别与凝血因子Ⅱ、V、Ⅶ、X基质血浆混合,再加兔脑粉浸出液和钙溶液,分别做血浆凝血酶原时间测定。将受检者血浆测定结果与正常人新鲜混合血浆比较,分别计算出各自的因子$FⅡ：C$、$FV：C$、$FⅦ：C$和$FX：C$促凝活性。

2.参考区间

$FⅡ：C,97.7％±16.7％；FV：C,102.4％±30.9％；FⅦ：C,103％±17.3％；FX：C,103％±19.0％$。

3.临床应用

(1)方法学评价:本试验是继外源凝血系统筛选试验异常,进而直接检测各种因子促凝活性更敏感、更可靠的指标,也是诊断这些因子缺陷的主要依据。

(2)质量控制:同凝血因子Ⅷ、Ⅸ、Ⅺ和Ⅻ促凝活性测定。

(3)临床意义:活性增高主要见于血栓前状态和血栓性疾病。活性减低见于肝病变、维生素K缺乏($FV：C$除外)、弥散性血管内凝血和口服抗凝剂;血液循环中存在上述因子的抑制物等;先天性上述因子缺乏较罕见。

目前$FⅡ：C,FV：C,FⅦ：C,FX：C$的测定主要用于肝脏受损的检查,因子$FⅦ：C$下降在肝病的早期即可发生;因子$FV：C$的测定在肝损伤和肝移植中应用较多。

(三)血浆组织因子活性测定

1.原理

发色底物法:组织因子与$FⅦ$结合形成复合物,激活FX和$FⅨ$,活化的FXa水解发色底物释放出对硝基苯胺,405 nm波长下测其吸光度,对硝基苯胺颜色的深浅与血浆组织因子活性成正比。

2.参考区间

$81％～114％$。

3.临床应用

(1)方法学评价:相比于组织因子含量的测定,组织因子活性测定更能反映组织因子在外源性凝血途径中所发挥的作用。发色底物法技术成熟、操作简单,适用于临床检测。

(2)质量控制:对于黄疸、溶血、脂血标本,读取结果时应扣除本底吸光度值或重新抽血。每次测定前都应做标准曲线,正常标准血浆要求20人以上混合血浆,分装冻干保存于$-40～-20℃$,可用2～3个月。

(3)临床意义:组织因子活性增加见于内毒素血症、严重创伤、广泛手术、休克、急性呼吸窘迫综合征、弥散性血管内凝血、急性白血病等。

三、共同凝血途径的检查

(一)纤维蛋白原测定

1.原理

(1)凝血酶法:受检血浆中加入过量凝血酶,将血浆中的纤维蛋白原转变为纤维蛋白,使血浆凝固,其时间长短与纤维蛋白原含量成负相关。受检血浆的纤维蛋白原含量可从国际标准品纤维蛋白原参比血浆测定的标准曲线中获得。

(2)免疫法。①免疫火箭电泳法:在含纤维蛋白原抗血清的琼脂板中,加入一定量的受检血浆(抗原),在电场作用下,抗原体形成火箭样沉淀峰,沉淀峰的高度与纤维蛋白原含量成正比。②酶联免疫法:用抗纤维蛋白原的单克隆体、酶联辣根过氧化酶抗体显色、酶联免疫检测仪检测血浆中的纤维蛋白原含量。

(3)比浊法(热沉淀比浊法):血浆经磷酸二氢钾-氢氧化钠缓冲液稀释后,加热至 56 ℃,使纤维蛋白原凝集,比浊测定其含量。

(4)化学法(双缩脲法):用 12.5%亚硫酸钠溶液将血浆中的纤维蛋白原沉淀分离,然后以双缩脲试剂显色测定。

2.参考区间

成人,2~4 g/L;新生儿,1.25~3 g/L。

3.临床应用

主要用于出血性疾病(包括肝病)或血栓形成的诊断,以及溶栓治疗的监测。

(1)方法学评价:①凝血酶法为功能检测,操作简单、结果可靠,故被世界卫生组织推荐为测定纤维蛋白原的参考方法。当凝血仪通过检测凝血酶原时间方法来换算纤维蛋白原浓度时,结果可疑,则应用凝血酶法复核确定。②免疫法、比浊法和化学法操作较烦琐,均非纤维蛋白原功能检测法,故与生理性纤维蛋白原活性不一定总是呈平行关系。

(2)质量控制:凝血酶法参与血浆必须与检测标本同时测定,以便核对结果;如标本中存在肝素、纤维蛋白降解产物增加或罕见的异常纤维蛋白原,则凝血酶法测定的纤维蛋白原含量可假性减低,此时,需用其他方法核实。由于凝血酶的活性将直接影响凝血酶法所测定的纤维蛋白原含量,因此对凝血酶试剂应严格保存,一般应在低温保存。稀释后,在聚乙烯试管中置 4 ℃可保存活性 24 小时。

(3)临床意义:①增高见于急性时相反应,可出现高纤维蛋白原血症,如炎症、外伤、肿瘤等;慢性活动性炎症反应,如风湿病、胶原病等。纤维蛋白原水平超过参考区间上限是冠状动脉粥样硬化性心脏病和脑血管病发病的独立危险因素之一。②减低见于纤维蛋白原合成减少或结构异常性疾病,如先天性低(无)蛋白原血症;异常纤维蛋白原血症(但用免疫法检测抗原可正常);严重肝实质损伤,如肝硬化、酒精中毒等;纤维蛋白原消耗增多,如弥散性血管内凝血(纤维蛋白原定量可作为弥散性血管内凝血的筛查试验);原发性纤溶亢进,如中暑、缺氧、低血压等;药物,如雌激素、鱼油、高浓度肝素、纤维蛋白聚合抑制剂等。③可用于溶栓治疗、蛇毒治疗的监测。

(二)凝血因子ⅩⅢ定性试验和亚基抗原检测

1.凝血因子ⅩⅢ定性试验

(1)原理:受检血浆加入钙离子后,使纤维蛋白原转变成纤维蛋白凝块,将此凝块置入5 mol/L尿素溶液或2%单氨(碘)醋酸溶液中,如果受检血浆不缺乏因子ⅩⅢ,则形成的纤维蛋白凝块不溶于尿素溶液或2%单氨(碘)醋酸溶液;反之,则易溶于尿素溶液或2%单氨(碘)醋酸溶液中。

(2)参考区间:24小时内纤维蛋白凝块不溶解。

(3)临床应用。①方法学评价:本试验简单、可靠,是十分实用的过筛试验。在临床上,若发现伤口愈合缓慢、渗血不断或怀疑有凝血因子ⅩⅢ缺陷者,均可首先选择本试验。②质量控制:由于凝块对结果判断有直接影响,因此,抽血时要顺利,不应有溶血及凝血,且采血后应立即检测,不宜久留。加入的钙离子溶液应新鲜配制。③临床意义:若纤维蛋白凝块在24小时内,尤其2小时内完全溶解,表示凝血因子ⅩⅢ缺乏,见于先天性凝血因子ⅩⅢ缺乏症和获得性凝血因子ⅩⅢ明显缺乏,后者见于肝病、系统性红斑狼疮、弥散性血管内凝血、原发性纤溶症、转移性肝癌、恶性淋巴瘤及抗FⅩⅢ抗体等。

2.凝血因子ⅩⅢ亚基抗原检测

(1)原理(免疫火箭电泳法):分别提纯人血小板和血浆中的ⅩⅢα亚基和ⅩⅢβ亚基,用以免疫家兔,产生抗体。在含FⅩⅢα亚基和FⅩⅢβ亚基抗血清的琼脂凝胶板中,加入受检血浆(抗原),在电场作用下,出现抗原抗体反应形成的火箭样沉淀峰,此峰的高度与受检血浆中FⅩⅢ亚基的浓度成正比。根据沉淀峰的高度,从标准曲线中计算出FⅩⅢα:Ag和FⅩⅢβ:Ag相当于正常人的百分率。

(2)参考区间:FⅩⅢα100.4%±12.9%;FⅩⅢβ98.8%±12.5%。

(3)临床应用:血浆凝血因子ⅩⅢ亚基抗原的检测,对凝血因子ⅩⅢ四聚体的缺陷性疾病诊断和分类具有十分重要价值。①先天性因子ⅩⅢ缺乏症:纯合子型者的FⅩⅢα:Ag明显减低(≤1%),FⅩⅢβ:Ag轻度减低;杂合子型者的FⅩⅢα:Ag减低(常≤50%),FⅩⅢβ:Ag正常。②获得性因子ⅩⅢ减少症:见于肝疾病、弥散性血管内凝血、原发性纤溶症、急性心肌梗死、急性白血病、恶性淋巴瘤、免疫性血小板减少紫癜、系统性红斑狼疮等。一般认为,上述疾病的 $FXIII\alpha$：Ag 有不同程度的降低,而 $XIII\beta$：Ag 正常。

(三)凝血酶生成的分子标志物检测

1.血浆凝血酶原片段 $1+2$(F_{1+2})测定

(1)原理(ELISA 法):以抗 F_{1+2} 抗体包被酶标板,加入标准品或待测标本后,再加入用辣根过氧化物酶标记的凝血酶抗体,与游离 F_{1+2} 抗原决定簇结合,充分作用后,凝血酶抗体上带有的辣根过氧化物酶在过氧化氢溶液存在的条件下分解加入的邻苯二胺,使之显色,溶液颜色的深浅与样本中的 F_{1+2} 含量成正比。

(2)参考区间:$0.4\sim1.1$ nmoL/L。

(3)临床应用。①方法学评价:凝血酶的半衰期极短,因此不能直接测定。凝血酶原被凝血酶(由 FXa、FVa、钙离子和磷脂组成)作用转化为凝血酶时,凝血酶原分子的氨基端(N 端)释放出 F_{1+2},通过测定 F_{1+2},可间接反映凝血酶的形成及活性,是体内凝血酶活化的分子标志物,对血液高凝状态的检查有重要意义。但目前因采用 ELISA 法测定,一般适用于批量标本检测,而且耗时太长,使临床急诊使用时受到一定限制。②质量控制:血液采集与保存将直接影响血浆 F_{1+2} 的测定结果,且止血带太紧或压迫时间太长,都可导致采血过程的人工凝血活化,因此,采血过程要求尽量顺利。③临床意义:血浆 F_{1+2} 增高见于高凝状态,血栓性疾病,如弥散性血管内凝血、急性心肌梗死、静脉血栓形成等。溶栓、抗凝治疗心肌梗死时,若溶栓治疗有效,缺血的心肌成功实现再灌注,则 F_{1+2} 可锐减;用肝素治疗血栓性疾病时,一旦达到有效治疗浓度,则血浆 F_{1+2} 可由治疗前的高浓度降至参考区间内;口服华法林,血浆 F_{1+2} 浓度可降至参考区间以下,当用 F_{1+2} 作为低剂量口服抗凝剂治疗的监测指标时,浓度在 $0.4\sim1.2$ nmol/L 时,可达到最佳抗凝治疗效果。

2.血浆纤维蛋白肽 A 测定

(1)原理:待检血浆用皂土处理,以除去纤维蛋白原,含纤维蛋白肽 A 标本先与已知过量的兔抗人纤维蛋白肽 A 抗体结合,部分液体被转移至预先包被纤维蛋白肽 A 的酶标板上,反应中剩余的结合纤维蛋白肽 A 抗体可与纤维蛋白肽 A 结合,结合于固相的兔抗人纤维蛋白肽 A 抗体被羊抗兔(带有辣根过氧化物酶)免疫球蛋白 G(IgG)结合,在过氧化氢溶液存在的条件下使邻苯二胺基质显色,颜色的深浅与纤维蛋白肽 A 含量成负相关。

(2)参考区间:男性不吸烟者 1.83 μg/L±0.61 μg/L;女性不吸烟、未服用避孕药者2.24 μg/L±1.04 μg/L。

(3)临床应用:纤维蛋白肽 A 是纤维蛋白原转变为纤维蛋白过程中产生的裂解产物之一,因此,若待检血浆中出现纤维蛋白肽 A,则表明有凝血酶生成。纤维蛋白肽 A 升高见于深静脉血栓形成、弥散性血管内凝血、肺栓塞、系统性红斑狼疮、恶性肿瘤转移、肾小球肾炎等。

3.可溶性纤溶蛋白单体复合物测定

(1)原理:根据酶免疫或放射免疫的检测原理,用抗纤维蛋白单克隆抗体测定血浆中可溶性纤维蛋白单体复合物的含量。

(2)参考区间:ELISA 法 48.5 mg/L±15.6 mg/L;放射免疫法 50.5 mg/L±26.1 mg/L。

(3)临床应用:纤维蛋白单体是纤维蛋白原转变为纤维蛋白的中间体,是凝血酶水解纤维蛋白原使其失去纤维蛋白肽 A 和纤维蛋白肽 B 而产生的。当凝血酶浓度低时,纤维蛋白单体不足以聚合形成纤维蛋白凝块,它们自行和纤维蛋白原或纤维蛋白降解产物结合形成复合物。可溶性纤维蛋白单体复合物是凝血酶生成的另一标志物。可溶性纤维蛋白单体复合物升高多见于肝硬化失代偿期、急性白血病、肿瘤、严重感染、多处严重创伤、产科意外等。

第三节　抗凝与纤溶系统检验

一、生理性抗凝物质检测

(一)抗凝血酶活性及抗原测定

1.抗凝血酶活性(AT：A)检测

(1)检测原理(发色底物法):受检血浆中加入过量凝血酶,使抗凝血酶(antithrombin,AT)与凝血酶形成 1：1 复合物,剩余的凝血酶作用于发色底物 S-2238,释出显色基团对硝基苯胺。显色的深浅与剩余凝血酶成正相关,而与 AT 成负相关,根据受检者所测得吸光度(A 值)从标准曲线计算出 AT：A。

(2)参考区间:108.5%±5.3%。

（3）临床应用：AT 活性或抗原测定是临床上评估高凝状态良好的指标，尤其是 AT 活性下降。AT 抗原和活性同时检测，是遗传性 AT 缺乏的分型的主要依据。

遗传性 AT 缺乏分为两型：①交叉反应物质（cross-reaction material，CRM）阴性型（CRM－）即抗原与活性同时下降。②CRM＋型，抗原正常，活性下降。

获得性 AT 缺乏或活性减低主要原因：①AT 合成降低，主要见于肝硬化、重症肝炎、肝癌晚期等，可伴发血栓形成。②AT 丢失增加，见于肾病综合征。③AT 消耗增加，见于血栓前期和血栓性疾病，如心绞痛、脑血管疾病、弥散性血管内凝血等。在疑难诊断弥散性血管内凝血时，AT 水平下降具有诊断价值。而急性白血病时 AT 水平下降更可看作是弥散性血管内凝血发生的危险信号。

AT 水平和活性增高见于血友病、白血病和再生障碍性贫血等疾病的急性出血期，以及口服抗凝药治疗过程中。在抗凝治疗中，如怀疑肝素治疗抵抗，可用 AT 检测来确定。AT 替代治疗时，也应首选 AT 检测来监护。

2.抗凝血酶抗原（AT：Ag）检测

（1）原理。①免疫火箭电泳法：受检血浆中 AT 在含 AT 抗血清的琼脂糖凝胶中电泳，抗原和抗体相互作用形成火箭样沉淀峰。沉淀峰的高度与血浆中 AT 的含量成正相关。从标准曲线中计算出受检血浆中 AT 抗原的含量。②酶联免疫吸附法：将抗 AT 抗体包被在固相板上，标本中的 AT 与固相的抗 AT 抗体相结合，再加入酶标的抗 AT 抗体，则形成抗体-抗原-酶标抗体的复合物，加入显色基质后，根据发色的深浅来判断标本中的 AT 含量。

（2）参考区间：(0.29 ± 0.06) g/L。

（3）临床评价：见血浆 AT 活性检测。在免疫火箭电泳法中样品不可用肝素抗凝，只可用枸橼酸盐抗凝，而且样本不可以反复冻融。

（二）凝血酶-抗凝血酶复合物测定（thrombin-antithrombin test，TAT）

1.原理

酶联免疫吸附法：AT 包被于固相，待测血浆中的 TAT 以其凝血酶与固相上的 AT 结合，然后加入过氧化物酶标记的抗 AT，后者与结合于固相的 TAT 结合，并使底物显色。反应液颜色的深浅与 TAT 浓度成正相关。

2.参考区间

健康成人枸橼酸钠抗凝血浆（n＝196）：1.0～4.1 μg/L，平均 1.5 μg/L。

3.临床应用

(1)方法学评价：TAT 既反映凝血酶生成的量，也反映 AT 被消耗的量。

(2)质量控制：在 2～8 ℃环境下，共轭缓冲液、工作共轭液和样本缓冲液可保存 4 周，稀释过的洗涤液可在 1 周内使用。稀释过的标准血浆和质控血浆在 15～25 ℃下，可放置 8 小时。工作底物液须避光保存，且应在 1 小时内使用。共轭缓冲液、标准血浆、质控血浆和样本缓冲液在 -20 ℃可保存 3 个月。剩余的工作底物液应在配置后 30 分钟内冻存，两周内使用。血浆样本采集不当可影响检测结果，溶血、脂血、含类风湿因子的血浆样本不可使用。

(3)临床意义：血浆 TAT 含量增高，见于血栓形成前期和血栓性疾病，如弥散性血管内凝血、深静脉血栓形成、急性心肌梗死、白血病、肝病等。脑血栓在急性期 TAT 可较正常值升高 5～10 倍，弥散性血管内凝血时 TAT 升高的阳性率达 95%～98%。

二、病理性抗凝物质检测

(一)复钙交叉试验

1.原理

血浆复钙时间延长可能是由于凝血因子缺乏或血液中存在抗凝物质所致。延长的复钙时间如能被 1/10 量正常血浆纠正，则提示受检血浆中缺乏凝血因子；如果不被纠正，则提示受检血浆中存在抗凝物质。

2.参考区间

若受检血浆与 1/10 量正常血浆混合，血浆复钙时间不在正常范围内(2.2～3.8 分钟)，则认为受检血浆中存在异常抗凝物质。

3.临床应用

本试验可区别血浆复钙时间延长的原因，除可鉴别有无血液循环抗凝物质外，还可筛选内源凝血系统的功能异常，但由于其敏感性不如活化部分凝血活酶时间，同时受血小板数量和功能的影响，目前主要用来筛检病理性抗凝物质增多。另外，复钙交叉试验对受检血浆中低浓度的肝素及类肝素物质不敏感，必要时可考虑做肝素定量试验。

血浆中存在异常的抗凝物质，见于反复输血的血友病、肝病、系统性红斑狼疮、类风湿关节炎及胰腺疾病等。

抽血应顺利，不应有溶血及凝血；取血后应立即检测，血浆在室温中放置不超过两个小时。

(二)血浆肝素水平测定

1.原理发色底物法

AT是血浆中以丝氨酸蛋白酶为活性中心凝血因子(凝血酶、FⅩa等)的抑制物,在正常情况下,AT的抑制作用较慢,而肝素可与AT结合成1:1的复合物,使AT的精氨酸反应中心暴露,此反应中心与凝血酶、FⅩa的丝氨酸活性部位相作用,从而使激活的因子灭活,这样AT的抑制作用会大大增强。低分子量肝素对FⅩa和AT间反应的催化作用较其对凝血酶和AT间反应的催化更容易,而标准肝素对两者的催化作用相同。在AT和FⅩa均过量的反应中,肝素对FⅩa的抑制速率直接与其浓度成正比,用特异性FⅩa发色底物法检测剩余FⅩa的活性,发色强度与肝素浓度成负相关。

2.参考区间

本法检测肝素的范围是0~800 U/L,正常人的血浆肝素为0 U/L。

3.临床应用

在用肝素防治血栓性疾病及血液透析、体外循环的过程中,可用本试验对肝素的合理用量进行检测。在过敏性休克、严重肝病或弥散性血管内凝血、肝叶切除或肝移植等患者的血浆中,肝素亦增多。另需注意:①采血与离心必须细心,以避免血小板激活,导致血小板第4因子释放,后者可抑制肝素活力。②反应中温育时间和温度均应严格要求,否则将影响检测结果。③严重黄疸患者检测中应设自身对照。④制作标准曲线的肝素制剂应与患者使用的一致。

(三)凝血酶时间及其纠正试验

1.凝血酶时间检测

(1)原理:受检血浆中加入"标准化"的凝血酶溶液后,测定开始出现纤维蛋白丝所需要的时间为凝血酶时间。

(2)参考区间:10~18秒(手工法和仪器法有很大不同,凝血酶浓度不同差异更大),各实验室应建立适合自己的参考区间。

(3)临床应用:凝血酶时间是凝血酶使纤维蛋白原转变为纤维蛋白所需要的时间,它反映了血浆中是否含有足够量的纤维蛋白原及纤维蛋白原的结构是否符合人体的正常生理凝血要求。在使用链激酶、尿激酶做溶栓治疗时,可用凝血酶时间作为监护指标,以控制在正常值的3~5倍。

凝血酶时间延长:即受检凝血酶时间值延长超过正常对照3秒,以弥散性血管内凝血时纤维蛋白原消耗为多见,也有部分属于先天性低(无)纤维蛋白原血症、原发性纤溶及肝脏病变,也可见于肝素增多或类肝素抗凝物质增多及纤维蛋白降解产物增多。

凝血酶时间缩短:主要见于某些异常蛋白血症或巨球蛋白血症时,此外,较多的是技术原因,如标本在 4 ℃环境中放置过久、组织液混入血浆等。另外,血浆在室温下放置不得超过 3 小时;不宜用乙二胺四乙酸(EDTA)和肝素作为抗凝剂;凝血酶时间的终点若用手工法,以出现浑浊的初期凝固为准。

2.凝血酶时间纠正试验(甲苯胺蓝纠正试验)

(1)原理:甲苯胺蓝可纠正肝素的抗凝作用,在凝血酶时间延长的受检血浆中加入少量的甲苯胺蓝,若延长的凝血酶时间恢复正常或明显缩短,则表示受检血浆中肝素或类肝素样物质增多,否则为其他类抗凝物质或者是纤维蛋白原缺陷。

(2)参考区间:在凝血酶时间延长的受检血浆中,加入甲苯胺蓝后凝血酶时间明显缩短,两者相差 5 秒以上,提示受检血浆中肝素或类肝素样物质增多,否则提示凝血酶时间延长不是由于肝素类物质所致。

(3)临床应用:单纯的甲苯胺蓝纠正试验有时对肝素类物质不一定敏感,而众多的肝素类物质增多的病理状态,往往伴有高水平的纤维蛋白降解产物、异常纤维蛋白原增多等情况,因此,最好与正常血浆、鱼精蛋白等纠正物同时检测。

血中类肝素物质增多,多见于过敏性休克、严重肝病、肝叶切除、肝移植、弥散性血管内凝血,也可见于使用氮芥及放射治疗后的患者。

凝血酶溶液在每次操作时都需要做校正试验,使正常血浆的凝血酶时间值在16~18 秒。

(四)凝血因子Ⅷ抑制物测定

1.原理

受检血浆与一定量正常人新鲜血浆混合,在 37 ℃温育一定时间后,测定混合血浆的Ⅷ因子活性,若受检血浆中存在Ⅷ因子抑制物,则混合血浆的Ⅷ因子活性会降低,以 Bethesda 单位来计算抑制物的含量,1 个Bethesda 单位相当于灭活50%因子Ⅷ活性(Bethesda 法)。

2.参考区间

正常人无因子Ⅷ抑制物,剩余因子Ⅷ:C 为 100%。

3.临床应用

Bethesda 法不仅可用于因子Ⅷ抑制物检测,还可用于其他因子(Ⅸ、Ⅹ、Ⅺ)抑制物的检测。本法对同种免疫引起的因子抑制物测定较为敏感,对自身免疫、药物免疫、肿瘤免疫和自发性凝血因子抑制物则不敏感。Ⅷ因子抑制物的确定，最终需要进行狼疮样抗凝物质的检测进行排除。

血浆因子Ⅷ抑制物的出现常见于反复输血或接受抗血友病球蛋白治疗的血友病 A 患者，也可见于某些免疫性疾病患者和妊娠期的妇女。

三、纤维蛋白溶解活性检测

(一)组织型纤溶酶原激活物活性及抗原测定

1.组织型纤溶酶原激活物活性(t-PA：A)检测

(1)原理(发色底物法)：在组织型纤溶酶原激活物(t-PA)和共价物作用下，纤溶酶原转变为纤溶酶，后者使发色底物 S-2251 释放出发色基团对硝基苯胺，显色的深浅与 t-PA：A 成正比关系。

(2)参考区间：300～600 U/L。

2.组织型纤溶酶原激活物抗原(t-PA：Ag)检测

(1)原理(酶联免疫吸附法)：将纯化的 t-PA 单克隆抗体包被在固相载体上温育，然后加含有抗原的标本，标本中的 t-PA 抗原与固相载体上的抗体形成复合物，此复合物与辣根过氧化物酶标记的 t-PA 单克隆抗体起抗原抗体结合反应，形成双抗体夹心免疫复合物，后者可使邻苯二胺基质液呈棕色反应，其反应颜色深浅与标本中的 t-PA 含量成正比关系。

(2)参考区间：1～12 μg/L。

(3)临床应用：①t-PA 抗原或活性增高表明纤溶活性亢进，见于原发及继发性纤溶症，如弥散性血管内凝血，也见于应用纤溶酶原激活物类药物。②t-PA 抗原或活性减低表示纤溶活性减弱，见于高凝状态和血栓性疾病。

(二)纤溶酶原激活物抑制物活性及抗原测定

1.血浆纤溶酶原激活物抑制物活性(PAI：A)检测

(1)原理(发色底物法)：过量的 t-PA 和纤溶酶原加入待测血浆中，部分t-PA 与血浆中的纤溶酶原激活物抑制物(PAI)作用形成无活性的复合物，剩余的 t-PA作用于纤溶酶原，使其转化为纤溶酶，后者水解发色底物 S-2251，释放出对硝基苯胺，显色强度与 PAI 活性成负相关。

(2)参考区间：100～1 000 U/L。

(3)临床应用：目前，PAI 的检测主要是为观察 PAI 与 t-PA 的比例及了解机体的潜在纤溶活性。因此，PAI 与 t-PA 应同时检测，单纯检测 PAI，不管是抗原含量还是活性，意义都不大。①增高：见于高凝状态和血栓性疾病。②减低：见于原发性和继发性纤溶。

2.血浆纤溶酶原激活物抑制物抗原(PAI:Ag)检测

(1)原理。①酶联免疫吸附法:双抗体夹心法同 t-PA:Ag 检测。②凝胶密度法:受检血浆中加入过量 t-PA 与血浆中 PAI 形成复合物,然后将作用后的血浆于十二烷基硫酸钠血红蛋白凝胶平板上电泳,同时用已知标准品做对照,确定复合物的电泳位置,电泳完毕后染色,再置于自动凝胶板密度扫描仪上扫描,可得知样品中 PAI 含量。

(2)参考区间:酶联免疫吸附法 4~43 g/L;十二烷基硫酸钠血红蛋白-聚丙烯酰胺凝胶密度法<100 U/L。

(3)临床应用:同 PAI 活性测定。酶联免疫吸附法应采用缺乏血小板血浆标本,否则将影响检测结果。十二烷基硫酸钠血红蛋白-聚丙烯酰胺凝胶密度法试剂中丙烯酰胺、双丙酰胺、四甲基乙二胺是有毒物质,操作中应注意避免与皮肤接触。

(三)血浆纤溶酶原活性及抗原测定

1.血浆纤溶酶原活性(PLG:A)检测

(1)原理(发色底物法):纤溶酶原在链激酶或尿激酶作用下转变为纤溶酶,纤溶酶作用于发色底物S-2251,释放出对硝基苯胺而显色。颜色深浅与纤溶酶活性成正相关。

(2)参考区间:85.55%±27.83%。

(3)临床应用:血浆纤溶酶原测定可替代早先的优球蛋白溶解时间测定和染色法进行的纤溶酶活性测定,尤其是血浆纤溶酶原活性测定,在单独选用时较为可靠。在溶栓治疗时,因使用的链激酶类不同,在治疗开始阶段血浆纤溶酶原含量和活性的下降,不一定是纤溶活性增高的标志,应同时进行纤维蛋白降解产物的测定,以了解机体内真正的纤溶状态。先天性纤溶酶原缺乏症必须强调抗原活性和含量同时检测,以了解是否存在 CRM。①增高:表示其激活物的活性(纤溶活性)减低,见于血栓前状态和血栓性疾病。②减低:表示纤溶活性增高,常见于原发性纤溶症和弥散性血管内凝血外,还见于前置胎盘、胎盘早剥、肿瘤扩散、严重感染、大手术后、重症肝炎、肝硬化、肝移植、门静脉高压、肝切除等获得性纤溶酶原缺乏症。③血浆纤溶酶原缺陷症可分为 CRM 阳性(PLG:Ag 正常和 PLG:A 减低)和 CRM 阴性(PLG:Ag 和 PLG:A 均减低)。

2.血浆纤溶酶原抗原(PLG:Ag)检测

(1)原理(酶联免疫吸附法):将纯化的兔抗人纤溶酶原抗体包被在酶标反应

板上,加入受检血浆,血浆中的纤溶酶原(抗原)与包被在反应板上的抗体结合,然后加入酶标记的兔抗人纤溶酶原抗体,酶标抗体与结合在反应板上的纤溶酶原结合,最后加入底物显色,显色的深浅与受检血浆中纤溶酶原的含量成正相关。根据受检者测得的 A 值,从标准曲线计算标本中血浆纤溶酶原的抗原含量。

(2)参考区间:0.22 g/L±0.03 g/L。

(3)临床应用:同血浆纤溶酶原活性检测。

四、纤维蛋白降解产物检测

(一)血浆鱼精蛋白副凝固试验

1.原理

在凝血酶的作用下,纤维蛋白原释放出肽 A、肽 B 后转变为纤维蛋白单体,纤维蛋白在纤溶酶降解的作用下产生纤维蛋白降解产物,纤维蛋白单体与纤维蛋白降解产物形成可溶性复合物,鱼精蛋白可使该复合物中纤维蛋白单体游离,后者又自行聚合成肉眼可见的纤维状、絮状或胶冻状,反映纤维蛋白降解产物,尤其是碎片 X 的存在。

2.参考区间

正常人为阴性。

3.临床应用

(1)阳性:弥散性血管内凝血的早期或中期。本试验假阳性常见于大出血(创伤、手术、咯血、呕血)和样品置于冰箱等。

(2)阴性:正常人、弥散性血管内凝血晚期和原发性纤溶症。

(二)纤维蛋白(原)降解产物测定

1.原理

胶乳凝集法:用抗纤维蛋白降解产物抗体包被的胶乳颗粒与纤维蛋白降解产物形成肉眼可见的凝集物。

2.参考区间

<5 mg/L。

3.临床应用

(1)原发性纤溶亢进时,纤维蛋白降解产物含量可明显升高。

(2)高凝状态、弥散性血管内凝血、器官移植的排斥反应、妊娠期高血压疾病、恶性肿瘤,以及心、肝、肾疾病和静脉血栓、溶栓治疗等所致的继发性纤溶亢进时,纤维蛋白降解产物含量升高。

另外,试剂应储存于 2~8 ℃,用前取出置于室温中;包被抗体的乳胶悬液,每次用前需为充分混悬状态;待测血浆用 0.109 mol/L 枸橼酸钠抗凝,3 000 r/min 离心 15 分钟。当类风湿因子强阳性存在时,可产生假阳性反应。样本保存时间为 20 ℃ 24 小时,−20 ℃ 1 个月。

(三)D-二聚体定性及定量测定

1.原理

(1)定性测定(乳胶凝集法):抗 D-二聚体单克隆抗体包被在乳胶颗粒上,受检血浆若含有 D-二聚体,通过抗原-抗体反应,乳胶颗粒发生聚集,形成肉眼可见的粗大颗粒。

(2)定量测定(酶联免疫吸附法):一种单抗包被于聚苯乙烯塑料板上,另一种单抗标记辣根过氧化物酶。加入样品后,在孔内形成特异抗体-抗原-抗体复合物,可使基质显色,生色深浅与标本中 D-二聚体含量成正比。

2.参考区间

定性:正常人阴性。定量:正常为 0~0.256 mg/L。

3.临床应用

(1)质量控制:定量试验需注意以下几点。①1 份样品与最后 1 份样品的加入时间相隔不宜超过 15 分钟,包括标准曲线在内不超过 20 分钟。②加标准品和待测样品温育 90 分钟后,第 1 次洗涤时,切勿使洗涤液漏出,以免孔与孔之间交叉污染而影响定量的准确性。③血浆样品,常温下保存 8 小时,4 ℃下 4 天,−20 ℃以下 1 个月,临用前 37 ℃ 水浴中快速复溶。④所用定量移液管必须精确。⑤操作过程中尽量少接触酶标板的底部,以免影响板的光洁度而给检测带来误差。读数前用软纸轻轻擦去底部可能附着的水珠或纸痕。⑥如样品 D-二聚体含量超过标准品上限值,则将样品进行适当稀释后再检测,含量则需再乘以稀释倍数。

(2)临床意义:①D-二聚体是交联纤维蛋白降解中的一个特征性产物,在深静脉血栓、弥散性血管内凝血、心肌梗死、重症肝炎、肺栓塞等疾病中升高,也可作为溶栓治疗有效的观察指标。②凡有血块形成的出血,D-二聚体均呈阳性或升高,该试验敏感度高,但缺乏特异性;陈旧性血栓患者 D-二聚体并不高。③大量循证医学证据表明,D-二聚体阴性是排除深静脉血栓和肺栓塞的重要试验。

(四)纤维蛋白单体测定

1.原理

醛化或鞣酸化的 O 型血人的红细胞作为固相载体与特异性抗纤维蛋白单

体 IgG 结合,形成固相抗体,加入血浆后,与可溶性纤维蛋白单体发生抗原抗体反应,使红细胞发生凝聚,从而可间接测得血浆中存在的纤维蛋白单体的含量。

2.参考区间

红细胞凝聚为阳性反应,正常人为阴性。

3.临床应用

临床各种易诱发高凝状态的疾病都可能出现阳性结果,如败血症、感染性疾病(细菌与病毒感染)、休克、组织损伤、肿瘤、急性白血病、肝坏死、急性胰腺炎及妊娠期高血压疾病等。弥散性血管内凝血患者为强阳性反应。

第五章　尿液检验

第一节　尿液的理学检验

一、尿量

使用量筒或其他带刻度的容器直接测定尿量。

个体尿量随气候、出汗量、饮水量等不同而异。一般健康成人为 $1.0 \sim 1.5$ L/24 h,即1 mL/(h·kg);小儿如按体重(kg)计算尿量,则较成人多 $3 \sim 4$ 倍。

(一)尿量增多

1.生理性增多

生理性增多常见于饮水过多,饮浓茶、咖啡、乙醇类饮料或精神紧张等。

2.病理性增多

病理性增多常见于糖尿病、尿崩症、慢性肾小球肾炎和神经性多尿等。

(二)尿量减少

1.生理性减少

生理性减少常见于饮水少和出汗多等。

2.病理性减少

病理性减少常见于休克、脱水、严重烧伤、急性肾小球肾炎、慢性肾小球肾炎、心功能不全、肝硬化腹水、流行性出血热少尿期、尿毒症和急性、慢性肾衰竭等。

二、尿液颜色

根据观察到的尿颜色进行报告。

(一)正常尿颜色

因尿含尿色素,可呈淡黄色。尿液浓缩时,颜色可呈深黄色,并受某些食物及药物的影响。

(二)病理性尿颜色

凡观察到尿液呈无色、深黄色、浓茶色、红色、紫红色、棕黑色、绿蓝色、乳白色等,均应报告。浓茶样深红色尿可见于胆红素尿;红色尿见于血尿、血红蛋白尿;紫红色尿见于卟啉尿;棕黑色尿见于高铁血红蛋白尿、黑色素尿;绿蓝色尿见于胆绿素尿和蓝母尿;乳白色尿可能为乳糜尿、脓尿。

三、尿液透明度

根据尿的外观理学性状,将尿液透明度分为"清晰透明、微浑、浑浊、明显浑浊"4个等级。

浑浊尿的鉴别步骤如下。①加热:浑浊消失,为尿酸盐结晶。②加入醋酸数滴:浑浊消失且产生气泡,为碳酸盐结晶;浑浊消失但无气泡,为磷酸盐结晶。③加入2%盐酸数滴:浑浊消失,为草酸盐结晶。④加入10%氢氧化钠数滴:浑浊消失,为尿酸结晶;呈现胶状,为脓尿。⑤在1份尿液中,加入乙醚1份和乙醇两份,振荡,浑浊消失,为脂肪尿。⑥尿液经上述处理方法后仍浑浊,多为菌尿。

第二节 尿液的化学检验

一、蛋白质

(一)正常参考值

定性试验:阴性。

定量检查:20~80 mg/24 h尿。

(二)临床意义

尿内蛋白质含量超过150 mg/24 h,蛋白质定性试验呈阳性反应称为蛋白尿。24小时尿内蛋白质含量超过3.5 g为大量蛋白尿。

1.生理性蛋白尿

生理性蛋白尿是指泌尿系统并无器质性病变,而是由于各种体内环境因素所致的暂时性蛋白尿。

(1)功能性蛋白尿:见于剧烈活动、妊娠期、寒冷、高热等,是因肾血管痉挛或充血,肾小球通透性增加所致。尿蛋白一般不超过(+),定量多见<0.5 g/24 h。

(2)直立性蛋白尿:在晨尿中无蛋白,较长时间站立后尿中蛋白量增高,而平卧后尿蛋白又减少或消失,是立位引起肾脏暂时淤血所致。

2.病理性蛋白尿

病理性蛋白尿是指泌尿系统因器质性病变或其他病理原因引起的持续性蛋白尿。

(1)肾小球性蛋白尿:蛋白尿以清蛋白为主,尿蛋白质定量常>1 g/24 h,多见于原发性或继发性肾小球疾病。

(2)肾小管性蛋白尿:蛋白尿以 α_2-微球蛋白、β_2-微球蛋白为主,清蛋白含量正常或轻度增加,蛋白排出量常<1 g/24 h,多见于肾盂肾炎、急性肾小管坏死、急性和慢性间质性肾炎等。

(3)混合性蛋白尿:尿中同时出现小分子及大分子量的蛋白,见于慢性肾小球肾炎、肾小管间质病、肾病综合征、系统性红斑狼疮等。

(4)溢出性蛋白尿:由于血浆中低分子量蛋白质,如免疫球蛋白的轻链、血红蛋白或肌红蛋白等在血中过多,经肾小球滤过,超过肾小管重吸收能力而产生蛋白尿,见于多发性骨髓瘤、巨球蛋白血症、急性溶血性疾病、骨骼肌严重创伤等。

(5)组织性蛋白尿:受炎症、中毒或药物刺激,肾小管对 T-H 糖蛋白的分泌量增加或因组织破坏使尿蛋白增加所致的蛋白尿。

(6)假性蛋白尿:肾脏以下的泌尿系统疾病,产生大量脓液、血液、黏液等含蛋白质成分的物质,也可出现尿蛋白阳性,称为假性蛋白尿,见于膀胱炎、前列腺炎、肾盂肾炎等。

二、尿糖

(一)正常参考值

定性检查:阴性。

定量检查:0.56～5.0 mmol/24 h。

(二)临床意义

正常人尿中含糖(一般指葡萄糖)量极微,当血糖浓度超过 8.8 mmol/L(1.6 g/L)时可出现尿糖。

1.暂时性糖尿

暂时性糖尿见于精神紧张、摄入大量糖、妊娠等。

2.持续性糖尿

持续性糖尿见于糖尿病、甲状腺功能亢进症、腺垂体功能亢进、嗜铬细胞瘤、库欣综合征、肾小管功能不全、肾糖阈降低、颅内压增高。

三、尿酮体

(一)正常参考值

定性试验:阴性。

定量检查:0.34～0.85 mmol/24 h。

(二)临床意义

尿酮体检查阳性时称为酮尿,见于糖尿病酮症酸中毒、严重妊娠呕吐、长期不能进食或绝食等。

四、尿胆色素

(一)正常参考值

尿胆红素:阴性。

尿胆原:弱阳性,尿液稀释至1/20后多为阴性。

(二)临床意义

主要用于黄疸的鉴别诊断。在阻塞性黄疸、肝细胞性黄疸时,尿中可出现胆红素。溶血性黄疸患者的尿中,一般不见胆红素。尿胆原稀释前呈阴性常见于完全阻塞性黄疸,尿胆原增多常见于溶血性疾病及肝实质性病变,如肝炎。

五、血红蛋白尿

(一)正常参考值

阴性。

(二)临床意义

血浆中游离血红蛋白超过肾阈值1.5 g/L时,即可产生血红蛋白尿,可用隐血试验检出。尿隐血试验阳性,见于急性溶血性疾病、药物中毒引起的肾衰竭、肾小球肾炎、肾脓肿、肾结石、肾盂肾炎、膀胱结石及炎症等。

六、尿亚硝酸盐

(一)正常参考值

阴性。

(二)临床意义

阳性提示尿路感染,但阴性不能排除尿路感染。

尿液中亚硝酸盐阳性检出率取决于感染细菌是否含有硝酸盐还原酶、食物中是否含适量硝酸盐、尿液标本在膀胱中停留时间(尿液应在膀胱内停留 4 小时以上)及尿量等因素。

第三节　尿液的有形成分检验

一、尿沉渣显微镜检查

(一)试验方法

1.尿沉渣未染色检查法

(1)器材:包括以下几项。①离心试管:可用塑料或玻璃制成;须足够长,防止离心时尿液标本溢出;须干净、透明,便于尿液外观检查;须带体积刻度(精确到 0.1 mL);容积须>12 mL 而<15 mL;试管底部应为锥形,便于浓缩沉渣;无化学物质污染;试管须有盖,可防止试管内液体溅出及气溶胶形成;建议使用一次性离心试管。②移液管:必须洁净;使用一次性移液管。③尿沉渣板:须标准化,具有可定量沉渣液的计数池,并一次性使用。如采用在普通玻片上滴加尿沉渣液后加盖玻片的检查方法,则不能提供标准化、可重复的结果。④显微镜:应使用内置光源的双筒显微镜;载物台能机械移动玻片;物镜能放大 10 倍、40 倍,目镜能放大 10 倍;同一实验室使用多台显微镜,其物镜及目镜的放大倍数应一致。⑤离心机:应使用水平式有盖离心机;离心时须上盖,以确保安全。离心时的相对离心力应稳定在 400 g。应每 12 个月对离心机进行 1 次校正。

(2)操作:具体如下。①尿标本用量:应准确取尿 10 mL。如标本量<10 mL,应在结果报告单中注明。②离心留尿量:在相对离心力 400 g 条件下离心5 分钟。离心后,一次性倾倒或吸弃上清液,留取离心管底部液体 0.2 mL。

③尿沉渣制备:充分混匀尿沉渣液,取适量滴入尿沉渣板;或取 20 μL 滴入载玻片,加盖玻片(18 mm×18 mm)后镜检。④结果报告:具体如下。方法 1:以每微升(μL)单位体积各尿沉渣成分数量报告结果。方法 2:管型,以低倍(10×10)镜下全片至少 20 个视野所见的平均值报告;细胞,以高倍(40×10)镜下至少 10 个视野所见的最低至最高数的范围报告;尿结晶等,以每高倍视野所见数换算为半定量的"一、±、1＋、2＋、3＋"等级报告(表 5-1)。

表 5-1　尿结晶、细菌、真菌、寄生虫等报告方式

	报告等级				
	一	±	1+	2+	3+
结晶	0		1～4 个/HP	5～9 个/HP	>10 个/HP
原虫、寄生虫卵	0		1 个/全片～4 个/HP	5～9 个/HP	>10 个/HP
细菌、真菌	0	数个视野散在可见	各视野均可见	量多、团状聚集	无数
盐类	无	罕见	少量	中等量	多量

2.尿沉渣染色检查法

有时,活体染色(如 Sternheimer-Malbin 染色或 0.5％甲苯胺蓝染色)有助于细胞和管型的鉴别,但也不足以鉴别或确认尿沉渣中所有成分。如检查下列有形成分时,可采用 1 种或多种特殊染色。①脂肪和卵圆脂肪小体:采用油红 O 染色和苏丹Ⅲ染色。②细菌:采用革兰染色和巴氏染色。③嗜酸性粒细胞:采用 Hansel 染色、瑞氏染色、吉姆萨染色、瑞-吉染色和巴氏染色。④含铁血黄素颗粒:采用普鲁士蓝染色。

通常,特殊染色需要制备特定涂片,如浓缩涂片、印片或细胞离心涂片。巴氏染色常用于肾小管上皮细胞、异常尿路上皮细胞、腺上皮细胞和鳞状上皮细胞的鉴别。Hansel 染色用于检测嗜酸性粒细胞尿。

(二)参考区间

因各实验室所用尿标本量、离心力、尿沉渣液量、观察尿沉渣用量、尿沉渣计数板规格等均不尽相同,尿沉渣检查参考区间应由实验室通过必要的验证或评估来确定。国外文献报道的参考区间见表 5-2。

(三)注意事项

实验室应统一尿液有形成分形态的鉴别标准和报告方式。

表 5-2　尿沉渣检查的参考区间

	红细胞	白细胞	透明管型	上皮细胞	细菌和真菌
第 24 版《希氏内科学》(2013)	0～2 个/HP	男 0～3 个/HP 女 0～5 个/HP	0～1 个/HP	少，以鳞状上皮为主	无
Haber MH 等	0～5 个/HP	0～5 个/HP	0～1 个/LP	偶见，以鳞状上皮为主	—
Brunzel NA 等	0～3 个/HP	0～8 个/HP	0～2 个/LP	少见	阴性

(四)临床意义

1.白细胞

白细胞计数增多表示泌尿系统有化脓性炎症。

2.红细胞

红细胞计数增多常见于肾小球肾炎、泌尿系统结石、结核或恶性肿瘤。

3.透明管型

透明管型可偶见于正常人清晨浓缩尿中;透明管型在轻度或暂时性肾脏功能或循环功能改变时可增多。

4.颗粒管型

颗粒管型可见于肾实质性病变,如肾小球肾炎。

5.红细胞管型

红细胞管型常见于急性肾小球肾炎等。

6.白细胞管型

白细胞管型常见于急性肾盂肾炎等。

7.脂肪管型

脂肪管型可见于慢性肾小球肾炎肾病型及类脂性肾病。

8.宽形管型

宽形管型可见于慢性肾衰竭,提示预后不良。

9.蜡样管型

蜡样管型提示肾脏有长期而严重病变,见于慢性肾小球肾炎晚期和肾淀粉样变。

二、1 小时尿沉渣计数

目前,12 小时尿沉渣计数因影响结果准确性的因素很多,故在临床上已很少应用。现常采用 1 小时尿沉渣计数。

(一)操作

(1)患者先排尿弃去,准确收集 3 小时尿液于清洁干燥容器内送检(如标本留取时间5:30~8:30)。

(2)准确测量 3 小时尿量,充分混合。取混匀尿液 10 mL,置刻度离心管中,1 500 r/min 离心 5 分钟,用吸管吸取上层尿液 9 mL,留下 1 mL,充分混匀。吸取混匀尿液 1 滴,注入血细胞计数板内。细胞计数 10 个大方格,管型计数 20 个大方格。

(二)计算

$$1 \text{ 小时细胞数} = 10 \text{ 大格细胞总数} \times \frac{1\,000}{10} \times \frac{3 \text{ 小时尿总量 mL 数}}{3}$$

$$1 \text{ 小时管型数} = \frac{20 \text{ 大格管型总数}}{2} \times \frac{1\,000}{10} \times \frac{3 \text{ 小时尿总量 mL 数}}{3}$$

式中:1 000 为 μL 换算成 mL 数;10 为尿液浓缩倍数。

(三)参考区间

(1)红细胞男性<3 万/小时,女性<4 万/小时。

(2)白细胞男性<7 万/小时,女性<14 万/小时。

(3)管型<3 400 个/小时。

(四)注意事项

(1)尿液应新鲜检查,pH 应在 6 以下,若为碱性尿,则血细胞和管型易溶解。

(2)被检尿液比密最好在 1.026 以上,如<1.016 为低渗尿,细胞易破坏。

(3)如尿中含多量磷酸盐时,应加入少量稀醋酸液,使其溶解;但切勿加酸过多,以免红细胞及管型溶解;含大量尿酸盐时,应加温使其溶解,以便观察。

(五)临床意义

(1)急性肾小球肾炎患者红细胞计数增加。

(3)肾盂肾炎患者白细胞计数可明显增加。

三、尿液有形成分检查的推荐参考方法

国际实验血液学学会提出了尿中有形成分计数的推荐参考方法,用于自动化尿液有形成分分析仪中红细胞、白细胞、透明管型和鳞状上皮细胞参考计数。

(一)试剂

1.染色贮存液

(1)2%阿辛蓝溶液:阿辛蓝 1 mg 溶解于 50 mL 蒸馏水中。

(2)1.5%派洛宁 B 溶液:派洛宁 B 0.75 mg 溶解于 50 mL 蒸馏水中。

溶液用磁力搅拌器充分搅拌,混匀 2~4 小时,在 20 ℃过夜后过滤。并用分光光度计核查吸光度,阿辛蓝溶液的最大吸光度为 662 nm,派洛宁 B 溶液的最大吸光度为 553 nm。贮存液在 20 ℃能保存 3 个月以上。

2.染色应用液

使用时,将两种贮存液按 1:1 比例混合。应用液在 20 ℃能保存 2~4 周。

(二)操作

1.器材准备

使用前,先用流水,再用乙醇冲洗并干燥计数盘和盖玻片。将 Fuchs-Rosenthal 计数盘放在显微镜载物台上,加盖玻片。

Fuchs-Rosenthal 计数盘结构:分 16 大格;每大格体积为 1 mm(长)×1 mm(宽)×0.2 mm(高)=0.2 μL;每块计数盘有两个计数池,总体积=2×16×0.2 μL=6.4 μL。

2.尿标本染色

于试管中,将 1 份染色应用液和 9 份尿标本混匀,染色 5 分钟。

3.混匀混合液

将试管内染色尿标本颠倒混匀 20~40 次。

4.计数盘充液

用移液管吸取尿液,以 45°充入计数池中。充池量为 15~16 μL。充池后,静置 5 分钟。

5.显微镜计数

先用低倍镜(10×10 倍)扫描整个计数盘,保证颗粒分布均匀。然后,用高倍镜(10×40 倍)计数颗粒数量。大型颗粒(管型和鳞状上皮细胞)可在低倍镜下观察并计数。计数原则和血细胞计数相同,颗粒计数符合泊松分布的特征,为达到颗粒计数统计学精度,必须计算足够容积中的颗粒数。通常,管型和鳞状上皮细胞至少计数 50 个,使计数变异系数<14%;白细胞和红细胞至少计数 200 个,使计数变异系数<7%。为避免颗粒重复计数或漏计数,可采用"数左不数右,数上不数下"的规则。

6.结果报告

计数结果以"个/微升"报告。

(三)注意事项

1.计数推荐方法

使用相差显微镜和活体染色技术。

2.尿标本

尿液有形成分检查参考方法采用不离心新鲜尿液标本。

3.器材

标本容器须使用塑料或硅化玻璃,避免颗粒黏附;容量为 5～12 mL。使用塑料或硅化玻璃移液管,避免尿中颗粒黏附,容量误差应＜5％;盖玻片须适用于在相差显微镜下观察,边角应呈圆形,边缘光滑。不能使用薄盖玻片(＜0.4 mm)。盖玻片用 25 mm(长)×2 mm(宽),允许误差±1 mm。盖玻片置于计数盘上如能见衍射光环,则表示平整。

4.充池要求

速度不能太快;凡充池液太多、计数区域充池不全、有气泡或有碎片等异常,均应重新充池。

5.计数时间

应于 1 小时内完成计数;计数时如发现计数池液体干涸,须清洗后重新充池。

第六章 粪便检验

第一节 粪便的理学检验

粪便理学检查主要包括颜色、硬度和形状、黏液、不消化物质和气味等方面。这对消化系统疾病的诊断、病情观察和疗效判断有一定帮助。

一、颜色

胆汁使正常粪便呈棕色。当结合胆红素作为胆汁分泌入小肠后，水解为未结合胆红素。肠道厌氧菌将其分解为3种无色四吡咯，称为尿胆素原（包括粪胆素原、中胆色原和尿胆原）。尿胆原在肠道内自然氧化成尿胆素（呈橙棕色）或粪胆素和中胆色素，并使粪便着色。当胆汁分泌入小肠部分或全部受到抑制时，粪便颜色会发生改变。呈苍白或黏土样便，称为无胆色素粪便，是肝后梗阻的特征。但使用硫酸钡评价胃肠道功能时，也可使粪便呈上述相同的颜色（如钡剂灌肠）。某些消化产物、药物或血液也可使粪便呈不常见颜色。

二、硬度和形状

粪便硬度从稀薄、水样便（腹泻）到小的、硬块状（便秘）。正常粪便通常是成形块状，软便提示粪便中水分增加。软便可能是正常的，也可能与药物或胃肠道疾病有关。病史有助于决定患者粪便是否有显著变化。不消化食物或气体可导致粪便量大，粪便中也可有不消化食物，如果皮、蔬菜或肠道寄生虫。正常粪便为成形圆柱状；细长、带状粪便提示肠道梗阻或肠腔狭窄。

三、黏液

正常粪便中没有半透明凝胶状黏液。当有黏液出现时，量可多可少，从少量到大量黏液(如绒毛状腺瘤)。黏液与肠蠕动或便秘时受压有关,也与结肠炎、肠结核、溃疡性憩室炎、痢疾、肿瘤和直肠炎等胃肠道疾病有关。

四、气味

正常粪便气味由肠道菌群代谢产物产生。如正常菌群遭破坏或食物进入菌群发生显著变化时,粪便气味也会发生明显变化,如脂肪泻因细菌分解未消化脂肪而导致独特臭味。

第二节 粪便的化学与免疫检验

粪便化学与免疫学检查有助于消化道出血、炎症、肿瘤和遗传性疾病的诊断和鉴别诊断。

一、隐血

从口腔(牙龈出血)到肛门(痔疮出血),胃肠道任何部位的出血,在粪便中均可检出血液。因粪便中出现血液是直肠癌常见和早期症状,美国癌症协会建议50岁以上人员每年进行筛查。所有胃肠道癌症中,50%以上是肠癌,因此早期检测和治疗与好的预后直接相关。癌症、牙龈出血、食管静脉曲张、溃疡、痔疮、炎症、刺激肠道黏膜的各种药物(如阿司匹林、铁剂)均可导致粪便中有血。当出血量大时,肉眼观察粪便即可见血液。当下消化道出血时,粪便表面可有鲜血;当上消化道出血时,粪便常呈黑色或褐色。大量血液(50~100 mL/d)可致暗黑色粪便。粪便黑色是由肠道和细菌酶对血红蛋白降解(血红素氧化)造成的。

健康情况下,粪便中每天丢失的血液不超过 2.5 mL。粪便出血量的增加有临床意义,需要进一步查明原因。

粪便中少量出血常常是肉眼看不见的,称为隐血。影响粪便隐血试验的因素:①胃肠道出血常是间歇性的;②患者不愿意采集粪便标本。因此,如出血不是发生在标本采集时,那无论采用哪种试验,也许结果都是阴性的。为了能很好地开展粪便隐血试验,样品应方便收集,便于患者配合,使用的隐血试验应既灵敏又特异。

粪便隐血试验也可用于区分病毒性和细菌性胃肠炎。在粪便隐血试验对炎症性、细菌性胃肠炎效用的荟萃分析发现,受试者工作特征(ROC)曲线下面积在不发达国家为0.63,在发达国家为0.81。研究显示,粪便隐血试验性能略低于粪便白细胞镜检,与粪便乳铁蛋白性能相似。因此,粪便隐血试验不能可靠的用于诊断或排除感染性胃肠炎。

检测粪便隐血的两种主要方法是愈创木酯法和免疫化学法,可用于下消化道(如结肠)出血性肠癌的筛查。荧光法不常用,主要用于检测上消化道出血。

(一)愈创木酯法

愈创木酯法是基于血红素的类过氧化物酶活性而设计的。含类过氧化物酶和过氧化物酶有血红蛋白、肌红蛋白、细菌过氧化物酶、水果和蔬菜过氧化物酶。

因任何具有过氧化物酶或类过氧化物酶活性的物质均可催化反应产生阳性结果,当使用低灵敏度指示剂愈创木酯来检测时,应控制饮食,避免:①肉和鱼中肌红蛋白和血红蛋白的类过氧化物酶活性;②水果和蔬菜的天然过氧化物酶。虽然这些试验灵敏度根据粪便血液浓度和肠道细菌过氧化物酶做过调整,但仍存在假阳性。

许多因素可干扰愈创木酯粪便隐血试验,如粪便标本太多、太少、水、经血或痔疮血污染。药物也可产生干扰,如阿司匹林、非甾体抗炎药、铁剂、华法林和抗血小板药可导致上消化道出血,导致假阳性结果。抗酸剂和抗坏血酸可干扰化学反应,导致假阴性结果。假阴性结果也可见于:①过氧化氢显色剂过期;②试纸缺陷(如过期);③检测前粪便标本或试纸储存超期(如>6天)。

当血红蛋白分解会失去类过氧化物酶活性,用愈创木酯法不能检出。血红蛋白分解可发生于:①肠道内;②粪便标本储存期间;③粪便加在愈创木酯试纸上。研究显示,如试纸上粪便标本在检测前被水合,会出现假阳性结果。因此,美国癌症协会建议,应在标本采集后6天内检测,检测前不能脱水。研究显示,饮食控制和采集多份粪便标本的患者遵医行为较差。

(二)免疫化学法

免疫化学法使用直接抗人血红蛋白单抗。该方法具有高特异性,且不受愈创木酯法的饮食和药物干扰。当血红蛋白通过消化道时,因消化酶和细菌酶分解血红蛋白,上消化道(食道、胃)出血用免疫化学法通常测不出,因此免疫化学法对下消化道(如盲肠、结肠、直肠)出血更特异。

许多免疫化学法粪便隐血试验的采集容器随厂商而不同,样品采集容器加盖后送往临床实验室。检测可以是自动的,也可以是手工的。检测原理都是抗人血红蛋白抗体与样品中血红蛋白结合,但检测血红蛋白抗体复合物的方法各不相同。

该法优点是无须限制饮食和药物,缺点是费用较高。因此,免疫化学法检测胃肠道出血特异性较好(低假阳性),但肠癌筛查方案中仍以愈创木酯法为主。

使用血红素定量试验也可完成粪便血液定量检测。该法基于亚铁血红素的化学转换成强烈荧光物质卟啉,该试验能检测和定量粪便中总血红蛋白量,包括完整血红蛋白存在部分,也包括肠道内转化为卟啉的部分。上消化道出血或标本储存过久,粪便中血红蛋白可能由亚铁血红素转化为卟啉形式。因血红素定量检测仅检测亚铁血红素和转化卟啉,所以不受干扰。血红素定量检测价格较高、费时费力。目前,该法主要由参考实验室完成,临床使用较少。

(三)转铁蛋白

血液糖蛋白与铁结合后成为转铁蛋白,通过与铁结合来控制体液中游离铁。人类转铁蛋白由 TF 基因编码。转铁蛋白的蛋白质与铁结合非常牢固,但可逆。铁与转铁蛋白结合不足体内总铁的 0.1%(4 mg),是铁池的重要组成,铁池的最高周转率为 25 mg/24 h。转铁蛋白分子量约为 80×10^3,含两个特异的高度结合紧密的三价铁结合位点。转铁蛋白与三价铁亲和力极高,随 pH 下降,结合力逐渐下降。在没有与铁结合时,称为脱铁运铁蛋白。当转铁蛋白在细胞表面遇见转铁蛋白受体时,会与之结合,通过受体介导的胞饮作用运输到细胞内囊泡。囊泡 pH 通过氢离子泵降至 5.5 左右,导致转铁蛋白释放铁离子,受体在胞饮作用周期内被运回细胞表面,准备铁吸收下一个循环。每一个转铁蛋白分子可携带两个铁离子。编码转铁蛋白的基因位于染色体 3q21 上。在铁缺乏和铁超负荷疾病时,可检查血清转铁蛋白。转铁蛋白主要存在于血浆中,在健康人粪便中几乎不存在,而在消化道出血的粪便中大量存在。同时,转铁蛋白稳定性明显高于血红蛋白。针对上消化道出血,在检测血红蛋白的同时检测转铁蛋白,能减少假阴性。用两种免疫学方法同时检测两种抗原,能起到互补作用。当血红蛋白被破坏时,转铁蛋白作为补充检测手段,是临床判断是否存在出血最有价值的方法,对鉴别消化道出血部位也有临床意义。

二、粪脂定量

粪脂定量检测是脂肪泻决定性试验。尽管该化学试验可确认饮食脂肪量的异常,但不能鉴别排泄增加的原因。标本收集前 3 天,包括标本收集期间,患者应控制每天脂肪摄入量在 100~150 g/d,并应停用泻药、合成脂肪替代品(如零卡油)、无脂肪营养品等。收集标本期间应避免矿物油、润滑剂或乳脂对标本的污染,这会导致假阳性结果。

收集标本期间,患者将 2～3 天所有粪便收集至一个大的预称重的容器中(如油漆罐)。在实验室内,全部粪便被称重和搅匀(如使用机械混匀器)。匀质化粪便标本采用称重法、滴定分析法或核磁共振光谱法进行脂含量分析。称重法和滴定分析法使用溶剂萃取粪便标本中的脂质。在滴定分析法中,甘油三酯和肥皂在萃取之前被转化成脂肪酸。脂肪酸合成解决方案是萃取和用氢氧化钠滴定。因为滴定分析法不能完全覆盖中链脂肪酸,测量约占总粪脂含量的80%。相反,称重法提取和定量所有的粪脂。在核磁共振光谱法中,粪便标本首先用微波干燥,然后用氢核磁共振光谱法分析,该法快而准,与称重法获得结果可进行比较。

粪脂含量以每天排泄多少克脂肪报告,正常成人每天排泄 2～7 g/d。如脂肪排泄量处于临界,或没有采用(如儿童)标准脂肪饮食(100～150 g/d),需得到一个系数或脂肪残留比例。为决定该参数,需仔细记录饮食摄入量,计算公式如下:脂肪残留比例=(饮食脂肪-粪脂)/饮食脂肪×100。正常情况下,3 岁及以上儿童和成人至少吸收 95% 消化饮食脂肪,吸收率<95%提示有脂肪泻。

三、胎儿血红蛋白检测

此试验即 Apt 试验。来自新生儿粪便、呕吐或者胃管的血液需要调查。这个血液可以来自婴儿消化道或者可能是分娩期间摄取的母体的血液。区别这两个来源是重要的。可以做一个基于抗碱胎儿血红蛋白的血源定性评估。

标本必须包含新鲜的红色血液,如新鲜带血的粪便或被污染的带血的尿布。不能接受黑色的柏油样粪便,因为血红蛋白已转化为血红素。使用胎儿血红蛋白检测时,用水制作标本(如粪便、呕吐物、胃管液)的混悬液,离心去除带有微粒的粉红色上清液。将 5 mL 粉红色上清液转入两个试管中。第一管作为第二管或碱性管颜色变化的参考。往碱性管中加入 1 mL 氢氧化钠(0.25 mol/L),混匀试管,至少两分钟后观察液体颜色变化。如果两分钟内最初的粉红色变化为黄色或者棕色,则样品中的血红蛋白是成人血红蛋白。如果仍保持粉红色,则为胎儿血红蛋白。注意每次检测样品必须同时检测质控品。阳性质控品可以用婴儿外周血或脐带血制备,阴性质控品可以用成人血液标本制备。

四、粪便碳水化合物

当小肠内双糖转化为单糖的酶(双糖酶)不足或缺乏时,双糖就不被吸收,从而进入大肠。因为这些没有水解的双糖是有渗透活性的,可导致大量的水滞留在肠腔内,造成渗透性腹泻。

遗传性双糖酶缺乏不常见,但必须在腹泻体重减轻的婴儿中被考虑和排除。由疾病(如乳糜泻、热带脂肪泻)或者药物(如口服新霉素、卡那霉素)引起的继发性的双糖酶缺乏是一种获得性的疾病,通常影响 1 个以上双糖,且只是临时的。成人乳糖不耐受症常见,尤其在非洲和亚洲人群中。这些人在儿童期时可以充分消化乳糖,但当他们成年时,就渐渐丧失消化乳糖的能力。因此,这些患者乳糖的摄取导致胃肠胀气和突发性腹泻。肠腔内肠道细菌发酵乳糖导致这些双糖酶缺陷的临床表现。发酵的结果是导致产生大量的肠道气体和特征性 pH 下降的(5.0~6.0)腹泻性粪便。正常情况下,由于胰腺和其他肠道分泌物的原因,粪便是碱性的。用 pH 试纸检测腹泻粪便的上浮物,可以快速获得定性的粪便pH。使用尿糖检测试纸也可筛选腹泻粪便中碳水化合物的存在(或糖的减少)。尽管制造商不主张尿糖检测试纸用于粪便检测,但是它在粪便还原物质检测的用途广泛且有文献记载。为了进行粪便中糖类的试纸检测,需要将腹泻粪便的上浮液 1∶3 稀释。粪便还原物质的排出超过250 mg/dL被认为是异常的。糖试纸检测阳性提示有还原物质存在,但不确定这个物质有分泌。注意这个方法不能检测蔗糖,因为蔗糖不是还原性的糖。要定量或特异性的确认粪便中的糖,必须使用色谱分析或者特殊的化学方法。

决定一种肠道酶缺乏(如乳糖酶缺乏)最常用的诊断试验为肠上皮特异性的组织化学检查。一种较方便的方法是使用特殊的糖(如乳糖、蔗糖)做口服耐量试验。这种口服耐量试验包含由患者摄入一种特殊双糖(如乳糖、蔗糖)的测量计量。如果患者有足量的适当的肠道双糖酶(如乳糖酶),双糖(如乳糖)就会水解成相应的单糖(如葡萄糖和半乳糖),而这些单糖被吸收入患者的血液中。血糖增加超过患者固定血糖水平 30 mg/dL 以上提示酶活性(如乳糖酶)充足;血糖增加低于患者固定血糖水平 20 mg/dL 以上提示酶活性缺乏。

当肠道吸收不充分时,粪便中也可以有糖出现。要区分糖吸收不良和糖消化不良,需做木糖吸收试验。木糖是一种不依赖于肝脏或胰腺作用来消化且易在小肠被吸收的戊糖。正常情况下,血液中戊糖不以显著性水平存在,且机体不易代谢。另外,木糖容易通过肾小球过滤屏障而随尿排出。木糖吸收试验是指患者摄入一定剂量的木糖,随后收集一个两小时血液标本和一个 5 小时尿液标本。测量血液和尿液中木糖浓度。依据最初口服剂量的大小,成人正常分泌量至少占木糖消化剂量的 16%。

五、粪便乳铁蛋白

乳铁蛋白是在中性粒细胞颗粒中的一种铁结合糖蛋白,存在于各种分泌液中,包括母乳。它的名字来源于它存在于母乳中,它的结构又同源于转铁蛋白。乳铁蛋白在先天性的免疫防御中起着广泛作用。以中性粒细胞积聚为特征的肠道炎症导致粪便乳铁蛋白水平升高。相反,单核细胞和淋巴细胞浸润不会导致粪便乳铁蛋白水平升高,因为这些细胞类型不表达乳铁蛋白。

相对于肠道炎症的其他粪便生物标志物,包括粪白细胞、髓过氧化物酶和白细胞酯酶,乳铁蛋白的主要优点在于它的升高是稳定的。乳铁蛋白相对抵抗冻融循环和蛋白水解,体外 4 ℃保存可稳定两周,尽管在急性胃肠感染诊断方面这个性能的用处尚不清楚。

六、系统性炎症标志物

C反应蛋白和红细胞沉降率是两个描述系统性炎症的首选标志物。虽然这两个炎症标志物已被广泛普及,且容易操作,但是它们缺乏特异性,限制了它们作为感染性胃肠炎标志物的使用。

C反应蛋白是由肝脏相应代表宿主部分炎症反应的白细胞介素-6 而合成。它是一种急性时相反应物,它的部分功能通过激活补体途径体现。20 世纪30 年代,人们首次在急性感染不同具有肺炎链球菌多聚糖病原的人类血清中检测到。C反应蛋白可用几种免疫方法检测。根据 2014 年美国病理学家学会心脏危险能力验证调查结果显示,免疫比浊法是如今最普遍使用的方法。近年来高敏C反应蛋白试剂盒已被独立研发出来;通过混合患者血清与包被C反应蛋白抗体的乳胶颗粒来检测。血清中C反应蛋白引起乳胶颗粒凝集,导致可通过浊度测定浑浊,且与C反应蛋白浓度成比例。C反应蛋白检测既准确又便宜,且可在 1 小时内完成。C反应蛋白作为胃肠道炎症标志物的应用,主要在儿科进行研究。有关儿童的很多研究评价了血清C反应蛋白在区别细菌性和病毒性,尤其是轮状病毒引起的胃肠炎中的作用。在这些研究中,C反应蛋白 ROC 曲线下的面积为0.75~0.91,敏感度为 54%~92%,特异性为 52%~89%。

相比之下,3 项成人胃肠炎的研究表明,C反应蛋白 ROC 曲线下面积为0.75~0.91,诊断细菌性胃肠炎的敏感性为 82%~85%,特异性为 55%~85%。因此,成人和儿童的C反应蛋白数据相似,且C反应蛋白在区别细菌性和病毒性胃肠炎的特定临床处理中可能有适度的效用。尽管C反应蛋白是一个相对敏感的炎症标志物,但是它缺乏特异性,因为它不能区分组织源性的炎症,也不能明确炎症激发因素是自身免疫因素还是感染因素,更不能区分感染病原是细菌病毒。

像 C 反应蛋白一样,红细胞沉降率由 Edmund Biernacki 于 1897 年首先描述,是一个非特异性的炎症标志物。红细胞沉降率是 1 小时内红细胞在玻璃圆柱体内的下降率;然而,近年来使用离心的方法在 5 分钟内产生类似的结果。促使沉降的主要血浆因素是纤维蛋白原,一种急性时相反应物,而红细胞的静电电荷或 Z 电位是主要抗沉降的物质。红细胞沉降率可在各种促炎条件下延长,包括自身免疫性疾病和感染,而红细胞沉降率减少可能见于某些遗传性红细胞缺陷和充血性心力衰竭。因为使用方便、周转时间快及与系统性炎症相关,红细胞沉降率已被评价为胃肠炎的一种标志物。

至少 4 项研究中 3 个有关儿童的研究已比较了红细胞沉降率在区别细菌性和病毒性胃肠炎中的诊断价值。在这些研究中,假如细菌感染红细胞沉降率更高,ROC 曲线下面积为 0.57～0.84。而在所有 4 项研究中,C 反应蛋白在 ROC 曲线下面积更大,提示红细胞沉降率在区别细菌性和病毒性胃肠炎方面更逊色些。

尽管红细胞沉降率使用历史悠久,但其临床意义非常有限。首先,红细胞沉降率可能因性别、年龄、怀孕、血清免疫球蛋白浓度、红细胞形状与浓度,以及干扰物质而不同;其次,炎症反应的变化与红细胞沉降率的变化不同步,红细胞沉降率改变明显滞后,不如 C 反应蛋白。这些因素限制了红细胞沉降率的再现性和预测值,使得它在大多数处理中不如 C 反应蛋白有用。

七、血清因子

细胞因子的检测被公认为是提示胃肠炎的病原体是细菌还是病毒的有用的生物标志物。另外建议细胞因子浓度可以作为鉴别患者感染胃肠道病原体的广泛的标志物。已经评估了几个血清标本中的细胞因子,包括白细胞介素-6、白细胞介素-8、α 干扰素、γ 干扰素和肿瘤坏死因子。这些细胞因子在介导和调节细菌和病毒感染的免疫系统应答中起各种重要作用。商品化试剂可用于血清标本细胞因子的检测。

几项研究聚焦于应用细胞因子诊断儿童细菌和病毒胃肠道感染。Yeung 和他的同事评估了 118 位患者(包括 75 位细菌感染和 43 位病毒感染者)标本,检测了白细胞介素-6、白细胞介素-8、α 干扰素和肿瘤坏死因子的浓度。与病毒感染者相比,细菌感染者血清中的白细胞介素-6 和白细胞介素-8 浓度显著升高。

白细胞介素-6 灵敏度和特异性为 75% 和 91%,而白细胞介素-8 的值较低,分别为 46% 和 71%。然而,血清中 α 干扰素和肿瘤坏死因子在区别细菌和病毒胃肠道感染的评估灵敏度和特异性更低。有关白细胞介素-6 的这些发现与较小样本人群的其他研究报道相似,敏感度为 79%,特异性为 86%。血清白细胞介素-8 在区分病原体类型方面的应用同样发现其具有较低的敏感度(50%)和特异性(67%)。两项独立研究中,血清白细胞介素-10 浓度的分析提示,与健康对照人群相比,无论是细菌还是病毒感染患者,白细胞介素-10 均显著升高,但是不能可靠的区分病毒和细菌感染。与 Yeung 和他同事的大样本研究相反,另 1 项研究(分析 17 例患者病毒性胃肠炎阳性和 14 例患者细菌性胃肠炎阳性)说明血清肿瘤坏死因子浓度在区分病原体中的敏感度为 78%,特异性为 88%。

用于病原体区分的血清细胞因子评价的研究没有概括证明成人血清白细胞介素-6 效用的数据。然而,Weh 和他的同事发现与细菌感染相比,病毒感染时成人血清 γ 干扰素显著升高,但是敏感度为 67%,特异性为 63%,使用 γ 干扰素作为病原体区别的方法在常规临床使用中是次要选择的。

区别细菌和病毒胃肠道感染的细胞因子水平的定量分析,还应通过研究获得相同结果予以确认。在某种程度上,许多研究动力不足,这是复杂的事实,血清细胞因子在系统性感染或炎症条件下升高,而在胃肠道感染诊断的情况下可能会特异性地下降。

八、粪便钙网蛋白

钙网蛋白是由 S100A8 和 S100A9 组成的异二聚体蛋白复合物,存在于中性粒细胞、单核细胞和巨噬细胞内,通过胃肠道细菌与钙和锌结合。钙网蛋白约占中性粒细胞胞质蛋白的 60%,在中性粒细胞激活部位大量流入。粪便钙网蛋白水平与炎症性肠病患者粪便中铟标记的中性粒细胞浸润相关性较好。粪便钙网蛋白在室温可稳定 7 天,且不被细菌降解。因此,无须特殊标本运送和防腐。

健康人钙网蛋白水平与年龄成反比,年轻人、健康婴儿水平较高。粪便钙网蛋白在炎症性肠病患者中显著升高,且能用于炎症性肠病疗效监测。粪便钙网蛋白水平检测还能用于区分炎症性肠病和肠易激综合征。其他疾病也会导致粪便钙网蛋白水平升高,如囊性纤维化、克罗恩病、溃疡性结肠炎、胃肠道恶性肿瘤和风湿性关节炎。

细菌性胃肠炎患者粪便钙网蛋白水平也并不总是升高。丹麦的 1 项研究发现,粪便钙网蛋白水平升高的感染性胃肠炎患者中,99 名结肠弯曲菌培养呈阳性,140名空肠弯曲菌培养呈阳性。其中,感染结肠弯曲菌患者相对感染空肠弯曲菌患者来说,症状更轻,粪便钙网蛋白平均浓度也更低,其中41名患者的钙网蛋白水平正常(<50 mg/kg)。

在对儿童病毒性和细菌性胃肠道感染患者的粪便钙网蛋白水平研究中,有学者发现153名阳性患儿,其中91例为病毒性,62例为细菌性;病毒感染者钙网蛋白水平(中位数为89 μg/g)明显低于细菌感染者(中位数为754 μg/g)。部分学者对感染患儿的研究也得出了类似结论,细菌感染者粪便钙网蛋白ROC曲线下面积为0.95,诊断灵敏度为93%,诊断特异性为88%。还有学者发现成人细菌性胃肠道感染患者比病毒感染者粪便钙网蛋白水平显著升高,ROC曲线下面积为0.746,诊断灵敏度和特异性分别为87%和65%。

综上所述,粪便钙网蛋白可能是一个除简明弯曲菌外的细菌性胃肠道感染的恰当标志物。但粪便钙网蛋白对病毒感染患者和已知能导致钙网蛋白潜在增高的胃肠道疾病来说不是一个好的标志物。

第三节　粪便的有形成分检验

一、直接涂片镜检

(一)操作

(1)洁净玻片上加等渗盐水1～2滴,选择粪便的不正常部分,或挑取不同部位的粪便做直接涂片检查。

(2)制成涂片后,应覆以盖玻片。涂片的厚度以能透过印刷物字迹为度。

(3)在涂片中如发现疑似包囊,则在该涂片上于盖玻片边缘近处加1滴碘液或其他染色液,在高倍镜下仔细鉴别,如仍不能确定时,可另取粪便做寄生虫检查。

(4)粪便脂肪由结合脂肪酸、游离脂肪酸和甘油三酯组成,经苏丹Ⅲ染液(将1～2 g苏丹Ⅲ溶于100 mL 70%乙醇溶液)直接染色后镜检,脂肪呈较大的橘红色或红色球状颗粒,或呈小的橘红色颗粒。若显微镜下脂肪滴>60个/HP,表明为脂肪泻。

(二)注意事项

(1)应注意将植物纤维及其细胞与寄生虫、人体细胞相鉴别,并应注意有无肌纤维、结缔组织、弹力纤维、淀粉颗粒、脂肪小滴等。若大量出现,则提示消化不良或胰腺外分泌功能不全。

(2)细胞中应该注意红细胞、白细胞、嗜酸性粒细胞(直接涂片,干后用瑞氏染色)、上皮细胞和巨噬细胞等。

(三)临床意义

1.白细胞

正常粪便中不见或偶见。小肠炎症时,白细胞数量不多(<15 个/HP),均匀混合于粪便中,且细胞已被部分消化,难以辨认。结肠炎症,如细菌性痢疾时,白细胞大量出现,可见白细胞呈灰白色,胞质中充满细小颗粒,核不清楚,呈分叶状,胞体肿大,边缘已不完整或已破碎,可见成堆出现的脓细胞。若滴加冰醋酸,胞质和核清晰可见。变应性肠炎、肠道寄生虫病(阿米巴痢疾或钩虫病)时,还可见较多的嗜酸性粒细胞,同时常伴有夏科-莱登结晶。

2.红细胞

正常粪便中无红细胞。上消化道出血时,红细胞多因胃液及肠液而破坏,可通过隐血试验予以证实。下消化道炎症(如细菌性痢疾、阿米巴痢疾、溃疡性结肠炎)、外伤、肿瘤及其他出血性疾病时,粪便中可见到多少不等的红细胞。在阿米巴痢疾的粪便中以红细胞为主,成堆存在,并有破碎现象。在细菌性痢疾时,红细胞少于白细胞,常分散存在,形态多正常。

3.巨噬细胞

正常粪便中无巨噬细胞。胞体较中性粒细胞大,核形态多不规则,胞质常有伪足状突起,内常吞噬有颗粒或细胞碎屑等异物。粪便中出现提示为急性细菌性痢疾,也可见于急性出血性肠炎或偶见于溃疡性结肠炎。

4.肠黏膜上皮细胞

整个小肠和大肠黏膜的上皮细胞均为柱状上皮细胞。在生理情况下,少量脱落的上皮细胞大多被破坏,故正常粪便中不易发现。当肠道发生炎症,如霍乱、坏死性肠炎等时,上皮细胞增多。假膜性肠炎时,粪便的黏膜块中可见到数量较多的肠黏膜柱状上皮细胞,多与白细胞共同存在。

5.肿瘤细胞

乙状结肠癌、直肠癌患者的血性粪便中涂片染色,可见到成堆的癌细胞,但形态多不典型,判断较难。

6.夏科-莱登结晶

夏科-莱登结晶为无色或浅黄色两端尖而透明、具有折光性的菱形结晶,大小不一。常见于肠道溃疡,尤以阿米巴感染粪便中最易检出。变应性腹泻及钩虫病患者粪便亦常可见到。

7.细菌

细菌占粪便净重的1/3,小肠正常菌群以乳酸杆菌、肠球菌和类白喉棒状杆菌等为主,大肠正常菌群以厌氧菌为主,包括拟杆菌属、双歧杆菌、梭状芽孢杆菌、乳酸杆菌、厌氧链球菌等。正常菌群消失或比例失调可因大量应用抗生素所致,除涂片染色找细菌外,应采用不同培养基培养鉴定。

二、寄生虫检查

(一)常见寄生虫

消化道寄生虫的某些发育阶段可随粪便排出体外,如原虫滋养体、包囊、卵囊或孢子囊,蠕虫卵、幼虫、成虫或节片。常见的有以下几种。

1.原虫

溶组织内阿米巴、迪斯帕内阿米巴、结肠内阿米巴、哈门内阿米巴、微小内蜓阿米巴、布氏嗜碘阿米巴、人芽囊原虫、蓝氏贾第鞭毛虫、梅氏唇鞭毛虫、脆弱双核阿米巴、人毛滴虫、结肠小袋纤毛虫、隐孢子虫、圆孢子球虫、贝氏等孢球虫、毕氏肠微孢子虫、脑炎微孢子虫。

2.吸虫

华支睾吸虫卵、布氏姜片吸虫卵、肝片吸虫卵、横川后殖吸虫卵、异形吸虫卵。

3.绦虫

带绦虫卵、微小膜壳绦虫卵、缩小膜壳绦虫卵、阔节裂头绦虫卵。

4.线虫

蛔虫卵、蛲虫卵、钩虫卵、鞭虫卵、粪类圆线虫幼虫。

某些非肠道寄生虫的某一发育阶段可通过一定的途径进入肠道,随粪便排出,常见的有并殖吸虫卵和血吸虫卵。某些节肢动物的成虫或幼虫也可见于粪便标本。

(二)标本的采集、运送和保存

1.标本的采集

某些物质和药物会影响肠道原虫的检测,包括钡餐、矿物油、铋、抗菌药物

（甲硝唑、四环素）、抗疟药物及无法吸收的抗腹泻制剂。当服用了以上药物或制剂后，可能在1周或数周内无法检获寄生虫。因此，粪便样本应在使用钡餐前采集。若已服用钡餐，采样时间需推迟5～10天；服用抗菌药物则至少停药两周后采集样本。为提高阳性检出率，推荐在治疗前送3份样本进行常规粪便寄生虫检查，3份样本应尽可能间隔1天送1份，或在10天内送检，并在运送途中注意保温。当粪便排出体外后，如不立即检查，滋养体推荐同1天或连续3天送检。严重水样腹泻的患者，因病原体可能因粪便被大量稀释而漏检，故在咨询医师后可增加1天内的送检样本数。

2.标本的运送

新鲜粪便样本应置于清洁、干燥的广口容器内，容器不能被水、尿液、粉尘污染。可疑诊断及相关的旅行史有助于实验室诊断，应尽量记录在申请单上。对于动力阳性的滋养体（阿米巴、鞭毛虫或纤毛虫），必须采用新鲜的样本，并在运送途中注意保温。当粪便排出体外后，滋养体不会再形成包囊，如不立即检查，滋养体可能会破裂；液体样本应在排出后30分钟内检查，软（半成形）样本可能同时含有原虫的滋养体和包囊，应在排出后1小时内检查；成形粪便样本只要在排出后的24小时内检查，原虫的包囊不会发生改变。大多数的蠕虫虫卵和幼虫、球虫卵囊和微孢子虫的孢子能存活较长时间。

3.标本的保存

如果粪便样本排出后不能及时检查，则要考虑使用保存剂。为了保持原虫的形态及阻止蠕虫虫卵和幼虫的继续发育，粪便样本可在排出后立刻放入保存剂，充分混匀后放置于室温。可供选择的保存剂有甲醛溶液、醋酸钠-醋酸-甲醛溶液、肖氏液和聚乙烯醇等。

（1）甲醛溶液：甲醛溶液是一种通用保存剂，适用于蠕虫虫卵和幼虫及原虫的包囊，易制备，保存期长。建议用5%浓度保存原虫包囊，10%浓度用于蠕虫虫卵和幼虫的保存。样本与甲醛溶液的比例为1∶10。甲醛溶液水溶液只可用于样本湿片的检查，但对于肠道原虫的鉴定，湿片检查的准确性远低于染色涂片。甲醛溶液保存的样本不适用于某些免疫分析，也不适用于分子诊断。

（2）醋酸钠-醋酸-甲醛溶液：醋酸钠-醋酸-甲醛溶液保存的样本可用于浓集法和永久染色涂片，但虫体形态不如用含氯化汞固定剂的清楚。醋酸钠-醋酸-甲醛溶液保存期长，制备简单，但黏附性差，建议将标本涂于清蛋白包被的玻片上。可用于蠕虫虫卵和幼虫、原虫滋养体和包囊、球虫卵囊和微孢子虫孢子的保存。

醋酸钠-醋酸-甲醛溶液配方:醋酸钠 1.5 g,冰醋酸 2.0 mL,甲醛(37%～40%)4.0 mL,蒸馏水 92.0 mL。

(3)肖氏液:肖氏液用于保存新鲜粪便样本或者是来自肠道黏膜表面的样本,能很好地保持原虫滋养体和包囊的形态。永久染色涂片可用固定后的样本制备,不推荐用于浓集法。液体或黏液样本的黏附性差。该溶液含氯化汞,丢弃废物注意避免环境污染。

肖氏液的配制:氯化汞 110 g、蒸馏水 1 000 mL 置于烧杯中煮沸至氯化汞溶解(最好在通风橱中进行),静置数小时至结晶形成,为饱和氯化汞水溶液。饱和氯化汞水溶液 600 mL 和 95%乙醇 300 mL 混合为肖氏液的储存液,临用前每 100 mL 储存液中加入 5 mL 冰醋酸。

(4)聚乙烯醇:聚乙烯醇是一种合成树脂,通常将其加入肖氏液使用。当粪便-聚乙烯醇混合物涂于玻片时,由于聚乙烯醇的存在,混合物可以很好地黏附在玻片上,固定作用由肖氏液完成。聚乙烯醇的最大优点在于可制备永久染色涂片。聚乙烯醇固定液也是保存包囊和滋养体的推荐方法,并且可将样本以普通邮件的方式从世界的任何地方邮寄到实验室进行检查。聚乙烯醇对于水样便尤其适用,使用时聚乙烯醇和样本的比例是 3∶1。含聚乙烯醇的样本不能用于免疫分析,但适用于聚合酶链反应分析。

聚乙烯醇固定液:聚乙烯醇 10.0 g,95%乙醇 62.5 mL,饱和氯化汞水溶液 125.0 mL,冰醋酸 10.0 mL,甘油 3.0 mL。将各液体成分置烧杯中混匀,加入聚乙烯醇粉末(不要搅拌),用大培养皿或锡箔盖住烧杯放置过夜,待聚乙烯醇吸收水分。将溶液缓慢加热至 75 ℃,移开烧杯,摇动混合 30 秒至获得均一、略带乳白色的溶液。

(三)常用检验方法

粪便样本是实验室诊断寄生虫感染的最常见样本,可以通过直接涂片法、浓集法及永久染色法 3 个独立的步骤对每个样本进行检查。直接涂片法要求新鲜粪便,可以检获活动的原虫滋养体、原虫包囊、蠕虫虫卵和幼虫;浓集法可提高原虫包囊、球虫卵囊、微孢子虫孢子及蠕虫虫卵和幼虫的检出率,有沉淀法和浮聚法;永久染色法更易于进行肠道原虫的鉴定。

1.直接涂片法

常用方法有生理盐水涂片法和碘液染色涂片法,前者适用于蠕虫卵和原虫滋养体的检查,后者适用于原虫包囊的检查。

(1)操作:在洁净的载玻片中央加 1 滴生理盐水,用竹签挑取绿豆大小的粪便,在生理盐水中调匀涂开,涂片厚度以透过玻片可隐约辨认书上字迹为宜,盖上盖玻片镜检。先在低倍镜下按顺序查找,再换用高倍镜观察细微结构。检查原虫包囊时,以碘液代替生理盐水,或在生理盐水涂片上加盖玻片,然后从盖玻片一侧滴碘液 1 滴,待其渗入后再观察。

(2)注意事项:①直接涂片法操作简便,但易漏诊,每份标本应做 3 张涂片以提高检出率;②虫卵鉴定的依据包括形状、大小、颜色、卵壳、内含物及有无卵肩、小钩、小棘等特殊结构,要与粪便残渣、食入的酵母菌、花粉、植物纤维等区别;③检查滋养体时涂片方法同上,涂片宜薄;④粪便应在排出后立即送检,注意保温;⑤黏液血便中虫体较多,可观察滋养体伪足或鞭毛的活动;⑥碘液配制:碘化钾 4 g 溶于 100 mL 蒸馏水中,加入碘 2 g 溶解后贮存于棕色瓶中备用。

2.定量透明法

(1)操作:用于多种蠕虫卵的定量检查。应用改良聚苯乙烯作为定量板,大小为 40 mm×30 mm×1.37 mm,模孔为一长圆孔,孔径为 8 mm×4 mm,两端呈半圆形,孔内平均可容纳粪样 41.7 mg。操作时将 100 目/寸的尼龙网或金属筛网覆盖在粪便标本上,自筛网上用刮片刮取粪便。将定量板置于载玻片上,用手指压住定量板的两端,将自筛网上刮取的粪便填满模孔,刮去多余的粪便。掀起定量板,载玻片上留下一长条形的粪样。将浸透甘油-孔雀绿溶液的玻璃纸(5 cm×2.5 cm)覆盖在粪样上,用胶塞轻轻加压,使粪样展平铺成一长椭圆形,25 ℃经 1～2 小时粪便透明后即可镜检,观察并记录粪样中的全部虫卵数。将虫卵数乘以 24,再乘以粪便性状系数(成形便 1、半成形便 1.5、软湿便 2、粥样便 3、水泻便 4),即为每克粪便虫卵数。

(2)注意事项:①保证粪样新鲜、足量;②掌握粪膜的厚度和透明的时间,其对虫卵的辨认非常重要,钩虫卵不宜透明过久;③玻璃纸的准备:将亲水性玻璃纸剪成 30 mm×22 mm 的小片,浸于甘油-孔雀绿溶液(甘油 100 mL,3%孔雀绿水溶液 1 mL,水 100 mL)中至少 24 小时,直至玻璃纸呈绿色。

3.沉淀法

(1)操作:具体如下。①自然沉淀法:利用比重较水大的蠕虫卵和原虫包囊可沉积于水底的原理,以提高检出率。取粪便 20～30 g,加水制成悬液,经 40～60 目金属筛过滤至 500 mL 锥形量杯中,用水清洗筛上残渣,量杯中加水接近杯口,静置 25～30 分钟。倾去上层液体,再加水。每隔 15～20 分钟换水 1 次,重复操作 3～4 次,直至上层液澄清为止。倾去上清液,取沉渣涂片镜检。若检查原虫包囊,换水间隔时间宜延长至 6～8 小时。②离心沉淀法:取粪便约 5 g,加水

10 mL 调匀,双层纱布过滤后转入离心管中,1 500～2 000 r/min 离心 1～2 分钟。倾去上液,加入清水,再离心沉淀。重复 3～4 次,直至上液澄清为止。最后倾去上液,取沉渣镜检。此法可查蠕虫卵和原虫包囊。③醛醚沉淀法:取粪便 1～2 g,加水 10～20 mL 调匀,将粪便混悬液经双层纱布过滤于离心管中,1 500～2 000 r/min 离心 2 分钟;倒去上层粪液,保留沉渣,加水混匀,离心;倒去上液,加 10% 甲醛 7 mL。5 分钟后加乙醚 3 mL,充分摇匀后离心,可见管内自上而下分为 4 层,即乙醚层、粪便层、甲醛层、微细粪渣层。取底部粪渣镜检。

(2)注意事项:①对比重较轻的虫卵,如钩虫卵,用自然沉淀法效果不佳;②醛醚沉淀法浓集效果好,不损伤包囊和虫卵,易于观察和鉴定,但对布氏嗜碘阿米巴包囊、贾第鞭毛虫包囊及微小膜壳绦虫卵等的效果较差。

4.浮聚法

(1)操作。①饱和盐水浮聚法:利用某些蠕虫卵的比重小于饱和盐水(比重 1.18～1.20),虫卵可浮于水面的原理。取粪便约 1 g 置浮聚瓶(高 35 mm,内径 20 mm)中,加入少量饱和盐水,充分搅匀后加入饱和盐水至液面稍凸出于瓶口而不溢出。在瓶口覆盖一洁净载玻片,静置 15～20 分钟,将载玻片垂直提起并迅速翻转向上、镜检。适用于检查线虫卵、带绦虫卵及微小膜壳绦虫卵,以检查钩虫卵效果最好,不适用于检查吸虫卵和原虫包囊。②硫酸锌浮聚法:取粪便约 1 g,加清水约 10 mL,充分搅匀,用 2～3 层纱布过滤,置离心管,2 500 r/min 离心 1 分钟,弃去上清液,加入清水混匀离心,反复洗涤 3～4 次至水清,最后 1 次弃上清液后,在沉渣中加入 33% 的硫酸锌液(比重 1.18)至距管口约 1 cm 处,离心 1 分钟。用金属环取表面的粪液于载玻片上,加碘液 1 滴,镜检。主要用于检查原虫包囊、球虫卵囊、线虫卵和微小膜壳绦虫卵。

(2)注意事项:①使用饱和盐水浮聚法时,大而重的蠕虫卵(如未受精蛔虫卵)或有卵盖的虫卵(吸虫卵和某些绦虫卵)在比重<1.35 的漂浮液中不能达到最佳的漂浮效果,在这种情况下,表面层和沉淀物均应进行检查;②硫酸锌浮聚法在操作完成后应立即取样镜检,如放置时间超过 1 小时,可能发生病原体形态改变而影响观察。取标本时,用金属环轻触液面即可,切勿搅动。

5.永久染色法

永久染色法可对湿片中发现的可疑物进行确认,以及鉴定在湿片中未发现的原虫。其他的来自肠道的样本,如十二指肠吸取物或引流液,肠检胶囊法获得的黏液,乙状结肠镜获得的样本,也可用永久染色法检查原虫。多种染色方法可用,最常用的是铁-苏木素染色法和三色染色法。

（1）操作。①铁-苏木素染色法：用于除球虫和微孢子虫以外的其他常见肠道原虫滋养体和包囊的鉴定。新鲜粪便标本、含聚乙烯醇的固定标本、保存在肖氏液或醋酸钠-醋酸-甲醛溶液中的标本均可用铁-苏木素染色。将制备好的玻片于70％乙醇中放置5分钟（若使用了含汞固定剂，需接着将玻片在含碘70％乙醇中放置5分钟，然后再放入70％乙醇中5分钟），用流水冲洗10分钟，然后将玻片置于铁-苏木素工作液中5分钟。着色后，用流水再次冲洗10分钟，将玻片依次放入70％乙醇、95％乙醇、100％乙醇（两次）、二甲苯（或者替代品）中，每种试剂放置5分钟；加中性树胶封片剂和盖玻片。推荐使用油镜镜检，至少检查300个视野。铁-苏木素染色液：溶液1，苏木素（晶体或粉末）10 g，乙醇1 000 mL。将溶液放入透明带塞的瓶中，室温光亮处放置至少1周使其成熟。溶液2，硫酸铵亚铁10 g，硫酸铵铁10 g，浓盐酸10 mL，蒸馏水1 000 mL。将溶液1和溶液2等体积混合。工作液应每周更换以保证新鲜。含碘70％乙醇：制备储存液，将碘晶体加入70％乙醇中，直至溶液颜色呈深色（1～2 g/100 mL）。使用时以70％乙醇稀释储存液直至溶液颜色呈深红棕色或深茶色。当颜色符合要求时，不必更换工作液。更换时间取决于染色涂片的数量和容器的大小（1周至几周）。②三色染色法：用聚乙烯醇固定的粪便标本或肖氏液保存的样本可使用Wheathley三色染色。新鲜标本涂片后立即放入肖氏固定液中至少30分钟。涂片厚度以透过玻片可以看到书上的字迹为宜。将制备好的玻片于70％乙醇中放置5分钟，若使用含汞固定剂，先将玻片在含碘70％乙醇中放置1分钟（新鲜标本）或10分钟（聚乙烯醇固定风干的标本）。然后再将玻片放在70％乙醇中5分钟（两次）。在三色染色液中放置10分钟，然后用含醋酸90％乙醇冲洗1～3秒。将玻片在100％乙醇中多次浸泡，然后放入100％乙醇3分钟（两次），再放入二甲苯中5～10分钟（两次）。加中性树胶封片剂和盖玻片。过夜晾干或放于37 ℃1小时，油镜观察。三色染色液：铬变蓝0.6 g，亮绿0.3 g，磷钨酸0.7 g，冰醋酸1.0 mL，蒸馏水100 mL。制备的染液呈紫色，室温保存，保存期为24个月。含碘70％乙醇：制备同铁-苏木素染色法。含醋酸90％乙醇：90％乙醇99.5 mL，醋酸0.5 mL，混合。

（2）结果判定：当涂片充分固定且染色操作正确时，原虫滋养体的胞质染成蓝绿色，有时染成淡紫色，包囊染成更淡一些的紫色，胞核和内含物（棒状染色体、红细胞、细菌和棱锥体）呈红色，有时呈淡紫色。背景通常染成绿色。

（3）注意事项：①用于质量控制的粪便样本可以是含有已知原虫的固定粪便样本或是用聚乙烯醇保存的加入棕黄层的阴性粪便样本。②用阳性聚乙烯醇样本制备的质控涂片或含有棕黄层细胞的聚乙烯醇样本制备的涂片进行室内质控。新配染液或每周至少1次进行室内质控。③若二甲苯变成云雾状或装有二甲苯的容器底有水积聚,应弃去旧试剂,清洗容器,充分干燥,并更换新的100%乙醇和二甲苯。④所有的染色盘应盖盖子以防止试剂蒸发。⑤铁-苏木素染色法和三色染色法不易识别隐孢子虫和环孢子虫卵囊,建议使用抗酸染色或免疫测定试剂盒检查。

6.改良抗酸染色法

改良抗酸染色法可鉴定微小隐孢子虫、贝氏等孢球虫。新鲜标本、甲醛溶液固定标本均可使用,其他类型的标本,如十二指肠液、胆汁和痰等都可以染色。

(1)操作:具体如下。①滴加第1液于晾干的粪膜上,1.5～10分钟水洗;滴加第2液,1～10分钟水洗;滴加第3液,1分钟后水洗,待干;置显微镜下观察。推荐使用油镜镜检,至少检查300个视野。②染液配制:具体如下。苯酚复红染色液(第1液):碱性复红4 g溶于20 mL 95%乙醇,苯酚(石炭酸)8 mL溶于100 mL蒸馏水,混合两种溶液;10%硫酸(第2液):纯硫酸10 mL,蒸馏水90 mL(边搅拌边将硫酸徐徐倾入水中);20 g/L孔雀绿液(第3液):20 g/L孔雀绿原液1 mL,蒸馏水10 mL。

(2)结果判定:背景为绿色,卵囊呈玫瑰红色,圆形或椭圆形。

(3)注意事项:每次染色都要用10%甲醛溶液固定保存的含有隐孢子虫的样本作为阳性对照。

7.钩蚴培养法

(1)操作:加冷开水约1 mL于洁净试管(1 cm×10 cm)内。将滤纸剪成与试管等宽但较试管稍短的"T"形纸条,用铅笔书写受检者姓名或编号于横条部分。取粪便0.2～0.4 g,均匀地涂抹在纸条的上2/3处,再将纸条插入试管,下端浸泡在水中,以粪便不接触水面为度。在20～30 ℃条件下培养。培养期间每天沿试管壁补充冷开水,以保持水面位置。3天后用肉眼或放大镜检查试管底部。钩蚴在水中常蛇形游动,虫体透明。如未发现钩蚴,应继续培养观察至第5天。气温太低时,可将培养管放入温水(30 ℃)中数分钟后,再行检查。

(2)注意事项:根据钩虫卵在适宜条件下可在短时间内孵出幼虫的原理而设计。因不排除培养物中存在感染性丝状蚴的可能性,故在操作时需非常小心,并做必要的防护措施。

8.毛蚴孵化法

(1)操作:取粪便约30 g,经自然沉淀法浓集处理后,取粪便沉渣镜检查虫卵,若为阴性,则将全部沉渣导入三角烧瓶内,加清水(去氯水)至瓶口,在20～30 ℃的条件下经4～6小时孵育后,用肉眼或放大镜观察,如见水面下有针尖大小白色点状物做直线来往游动,即是毛蚴。如发现毛蚴,应用吸管吸出,在显微镜下鉴定。观察时应将烧瓶向着光源,衬以黑纸背景,毛蚴在接近液面的清水中。如无毛蚴,每隔4～6小时(24小时内)观察1次。

(2)注意事项:依据血吸虫卵内的毛蚴在适宜温度的清水中,短时间内可孵出的特性而设计,适用于早期血吸虫病患者的粪便检查。①样本不能加保存剂,不能冷冻;②夏季室温高时,在自然沉淀过程中可能有部分毛蚴孵出,并在换水时流失,此时需用1.2%盐水或冰水替代清水以抑制毛蚴孵出,最后1次才改用室温清水;③毛蚴孵化法的优点在于检出率高于浓集法,可根据孵化出的幼虫形态特点进行种属鉴定,获取大量幼虫用于研究,但操作相对复杂、耗时,目前临床实验室一般很少采用。

9.肛门拭子法

用于检查蛲虫卵和带绦虫卵,常用的方法有透明胶纸法和棉签拭子法。

(1)操作。①透明胶纸法:将宽2 cm、长6 cm的透明胶纸贴压肛门周围皮肤,可用棉签按压无胶一面,使胶面与皮肤充分粘贴,然后将胶纸平贴于载玻片上,镜检。②棉签拭子法:将棉拭子在生理盐水中浸湿,挤去多余的盐水,在受检者肛门皱褶处擦拭,然后将棉拭子放入盛有生理盐水的试管中充分振荡,离心沉淀,取沉渣镜检。

肛周蛲虫成虫检查可在夜间待患儿入睡后检查肛门周围是否有白色小虫,可将发现的虫体装入盛有70%乙醇的小瓶内送检。

(2)注意事项:两种方法以透明胶纸法效果较好,操作简便。若为阴性,应连续检查2～3天。

10.粪便标本成虫的检查

某些肠道寄生虫可自然排出或在服用驱虫药物后随粪便排出,通过检查和鉴定排出的虫体可作为诊断和疗效考核的依据。①肉眼可见的大型蠕虫或蝇蛆:可直接用镊子或竹签挑出置于大平皿内,清水洗净后置于生理盐水中观察。②小型蠕虫:可用水洗过筛的方法。收集患者24～72小时的粪便,加适量水搅拌成糊状,倒入40目铜筛中过滤,用清水轻轻地反复冲洗筛上的粪渣,直至流下的水澄清为止。将铜筛内的粪渣倒入大玻璃皿内,加少许生理盐水,其下衬以黑纸,用肉眼或放大镜检查有无虫体。获得的虫体可用肉眼、放大镜或解剖镜观察,根据虫体的大小、形状、颜色等进行鉴别。也可将虫体透明或染色后再进行鉴定。③猪肉绦虫和牛肉绦虫的孕节：置于两张载玻片之间,压平,对光观察其子宫分支情况后鉴定虫种。也可用注射器从孕节后端正中部的子宫孔注入碳素墨水或卡红染液,待子宫分支显现后计数鉴定。

(四)检验结果报告与解释

所有查见的寄生虫,包括卵、幼虫和成虫都应报告,并应报告所鉴定虫体的完整种名和属名。医学节肢动物的鉴别相对复杂,特别是其幼虫的鉴别难度较大,需要专家的帮助。实验室应能对常见重要医学节肢动物有一定的认识,并能进行初步的鉴定。

一般情况下,实验室对原虫和蠕虫可不予以定量,但需指出具体时期(如滋养体、包囊、卵囊、孢子、卵或幼虫)。若要定量,则标准应一致(表6-1)。检获人芽囊原虫(症状与感染数量可能有关)和鞭虫(轻症感染可不予以治疗)需要定量。

表 6-1 虫体定量

类别	定量	
	原虫	蠕虫
极少	2～5 个/全片	2～5 个/全片
少量	1/5～1 个/高倍视野	1/5～1 个/高倍视野
中等	1～2 个/高倍视野	1～2 个/高倍视野
多量	若干/高倍视野	若干/高倍视野

对夏科-莱登结晶应报告并定量。夏科-莱登结晶为菱形无色透明结晶,其两端尖长、大小不等、折光性强,是嗜酸性粒细胞破裂后嗜酸性颗粒相互融合而成。肺吸虫引起的坏死及肉芽肿及阿米巴痢疾病者的粪便中等可见到夏科-莱登结晶。

第七章　蛋白质检验

第一节　血浆蛋白质的功能与分类

一、血浆蛋白质的功能

血浆蛋白质有多方面的功能,具体如下。

(1)营养作用,修补组织蛋白。

(2)维持血浆胶体渗透压。

(3)作为激素、维生素、脂类、代谢产物、离子、药物等的载体。

(4)作为 pH 缓冲系统的一部分。

(5)抑制组织蛋白酶。

(6)一些酶在血浆中起催化作用。

(7)代谢调控作用。

(8)参与凝血与纤维蛋白溶解。

(9)作为免疫球蛋白与补体等免疫分子组成体液免疫防御系统。

二、血浆蛋白质的分类

血浆蛋白质的分类是一个较为复杂的问题。随着分离方法的进展和对血浆蛋白质功能了解的增多,可以从不同角度来进行归纳分类。最简单的是将血浆蛋白质分为清蛋白和球蛋白两大类。目前常见的血浆蛋白分类是通过电泳获得血浆蛋白质图谱的电泳分类法。而功能分类比较复杂,但有利于对血浆蛋白质进行研究。

(一)电泳分类法

利用醋酸纤维素薄膜电泳将血浆蛋白质分为清蛋白、α_1 球蛋白、α_2 球蛋白、

β球蛋白、丙种球蛋白5个主要区带,在分辨率高时β区带中还可分出β_1和β_2区带,有时甚至在α_2区带中又可分出两个区带。在琼脂糖凝胶电泳中,血浆蛋白质同样可分5个区带。如果采用聚丙烯酰胺凝胶电泳,在适当条件下可以分出30多个区带。近年来,免疫化学分析技术的进展,使许多血浆蛋白质,尤其是微量血浆蛋白质的检测成为可能,与电泳法结合可以为血浆蛋白质的分析和临床意义提供更有价值的资料。

(二)功能分类法

许多学者试图将血浆蛋白质按功能进行分类,如脂蛋白、免疫球蛋白、补体蛋白、凝血系统蛋白、纤溶系统蛋白、受体等。

第二节 血浆蛋白质的检测

临床上既测定血浆中的总蛋白,又测定不同类的蛋白质,如球蛋白。目前,特定蛋白或个别蛋白在机体某些疾病中的诊断作用也越来越受到人们的关注。

一、血清总蛋白

(一)生化及生理

血清总蛋白是血浆中全部蛋白质的总称,可利用不同的方法将其分离,其含量变化对临床疾病诊断和治疗监测具有重要临床意义。血清中的清蛋白、α_1球蛋白、α_2球蛋白、β球蛋白、纤维蛋白原、凝血酶原和其他凝血因子等均由肝细胞合成。丙种球蛋白主要来自浆细胞。当肝脏发生病变时,肝细胞合成蛋白质的功能减退,血浆中蛋白质即会发生质和量的变化。临床上用各种方法检测血清蛋白的含量来协助诊断肝脏疾病,并作为疗效观察、预后判断的指标。

(二)检测方法

1.凯氏定氮法

经典的蛋白质测定方法。测得样品中氮含量后,根据蛋白质平均含氮量16%计算蛋白浓度。该法结果准确性好、精密度高、灵敏度高,是公认的参考方法,目前用于标准蛋白质的定值和校正其他方法等,并适用于一切形态(固体和液体)的样品。但该法操作复杂、费时,不适合体液总蛋白常规测定,而且样品中各种蛋白质含氮量有一定的差异,尤其在疾病状态时差异可能更大,故本法不适于临床应用。

2.双缩脲法

两个尿素分子缩合后生成的双缩脲,可在碱性溶液中与铜离子作用形成紫红色的反应物;蛋白质中的连续肽键在碱性溶液中也能与铜离子作用产生紫红色络合物,因此,将蛋白质与碱性铜反应的方法称为双缩脲法。该法对各种蛋白质呈色基本相同,特异性和准确度好,且显色稳定性好,试剂单一,方法简便。该法灵敏度虽不高,但对血清总蛋白定量很适宜,胸腔积液、腹水中蛋白质含量多数>10 g/L,基本上也能用该法测定,而对蛋白质浓度很低的其他体液,尤其是脑脊液和尿液,不是合适的定量方法。

3.染料结合法

在酸性环境下,蛋白质带正电荷,可与染料阴离子反应而产生颜色改变,常用染料有氨基黑、丽春红、考马斯亮蓝、邻苯三酚红钼等。前两种常作为血清蛋白电泳的染料。考马斯亮蓝常用于需更高呈色灵敏度的蛋白电泳中,也可用于尿液、脑脊液等样品的蛋白质定量测定,优点是鉴别、快速、灵敏,但比色杯对染料有吸附作用,在自动生化分析仪中无法很好地清洗(手工清洗常采用乙醇)。染料结合法均存在不同蛋白质与染料结合力不一致的问题。目前临床上最常用的是邻苯三酚红钼法。

4.比浊法

某些酸,如三氯乙酸、磺基水杨酸等能与蛋白质结合而产生微细沉淀,由此产生的悬浮液浊度大小与蛋白质的浓度成正比。该法的优点是操作简便、灵敏度高,可用于测定尿液、脑脊液等蛋白质浓度较低的样品;缺点是影响浊度大小的因素较多,包括加入试剂的手法、混匀技术、反应温度等,且各种蛋白质形成的浊度亦有较大的差别。目前临床上较多应用的是苄乙氯铵法。

5.酚试剂法

原理是运用蛋白质中酪氨酸和色氨酸使磷钨酸和磷钼酸还原为钨蓝和钼蓝。该法灵敏度较高。Lowry将酚试剂法进行了改良,先用碱性铜溶液与蛋白质反应,再将铜-肽键络合物中的酪氨酸和色氨酸与酚试剂反应,产生最大吸收在745~750 nm的颜色,使呈色灵敏度更为提高,达到双缩脲法的100倍左右,有利于检出较微量的蛋白质。各种蛋白质中酪氨酸和色氨酸的含量不同,如清蛋白含色氨酸0.2%,而球蛋白含色氨酸2%~3%,因此,本法不适合测定混合蛋白质,只适合测定单一蛋白质,如测定组织中某一蛋白质抽提物。该法易受还原性化合物的干扰,如带－SH 的化合物、糖类、酚类等。

6.直接紫外吸收法

根据蛋白质分子在 280 nm 处的紫外吸光度值计算蛋白质含量。其原理是芳香族氨基酸在 280 nm 处有一吸收峰,可用于蛋白质的测定。因生物样品常混有核酸,核酸最大吸收峰为 260 nm,在 280 nm 也有较强的吸收,因而测得的蛋白质浓度可采用两个波长的吸光度予以校正,即蛋白质浓度（g/L）＝ $1.45A_{280\,nm}$ － $0.74A_{260\,nm}$。该法准确性受蛋白质分子中芳香族氨基酸的含量影响甚大,而且尿酸和胆红素在 280 nm 附近有干扰,所以不适合血清、尿液等组成复杂的体液蛋白质测定,常用于较纯的酶、免疫球蛋白等的测定。本法不加任何试剂且不需要任何处理,可保留制剂的生物活性,可回收全部蛋白质。

(三)标本要求与保存

采用血清或血浆,血清为首选,血浆用肝素或乙二胺四乙酸（EDTA）抗凝。标本量为 1 mL,至少为 0.5 mL。最好在 4 小时内分离血清/血浆。分离后标本在室温（25 ℃）、冷藏（4 ℃）或冷冻（－20 ℃）稳定保存 14 天。可反复冻融 3 次。

(四)参考区间

(1)血清:脐带血 48～80 g/L。

(2)早产儿:36～60 g/L。

(3)新生儿:46～70 g/L。

(4)1 周:44～76 g/L。

(5)7 个月至 1 岁:51～73 g/L。

(6)1～2 岁:56～75 g/L。

(7)＞2 岁:60～80 g/L。

(8)成人(活动):64～83 g/L。

(9)成人(休息):60～78 g/L。

(10)＞60 岁:比成人低 0～2 g/L。

(五)临床意义

1.升高

脱水、水分摄取不足、腹泻、呕吐、静脉淤血、糖尿病酸中毒、发热、肠梗阻和穿孔、外伤、急性感染等;单核巨噬细胞系统疾病(球蛋白增多);多发性骨髓瘤、巨球蛋白血症、白血病等;慢性感染性疾病(球蛋白增多):细菌、病毒、寄生虫感染及关节炎等。

2.降低

血浆蛋白漏出：出血、溃疡、蛋白质尿、胃肠炎的蛋白漏出；营养不良(清蛋白减少)：营养失调性疾病、低蛋白血症、维生素缺乏症、恶病质、恶性贫血、糖尿病、妊娠中毒等；肝功能障碍(清蛋白合成减少)：肝硬化、肝癌、磷中毒等。

血清总蛋白存在生理变动：脐带血、新生儿等与成人比较约低 15 g/L,血浆总蛋白随年龄增长而增加,13~14 岁则达到成人水平,呈稳定的平衡状态,但随年龄老化有降低趋势。成人女性比男性低 1.0~2.0 g/L,妊娠中期会下降。

血清总蛋白含量正常者,并不表明其组分也正常,例如肝硬化患者往往呈现血浆清蛋白减少,而丙种球蛋白增加,两种因素相互抵消则血浆总蛋白仍处于正常范围。为了使其结果有临床意义,除测定总蛋白外,还需加测血红蛋白和血细胞比容或者循环血量,进行综合判断。

(六)影响因素

严重溶血、明显的脂血、高胆红素会引起蛋白质浓度的假性上升。检测前应离心去除样品中的沉淀。

二、清蛋白

(一)生化及生理

清蛋白是 580 个氨基酸残基的单链多肽,分子量为 66 300,分子结构中含17 个二硫键,不含糖。在体液 pH =7.4 的环境中,清蛋白为负离子,每分子可以带有 200 个以上的负电荷。清蛋白由肝实质细胞合成,在血浆中其半衰期为15~19 天,是血浆中含量最多的蛋白质,占血浆总蛋白的 57%~68%。各种细胞外液中均含微量的清蛋白；正常情况下清蛋白在肾小球中滤过量甚微,约为血浆中清蛋白量的 0.04%,即使如此,每天从肾小球滤过液中排出的清蛋白可达3.6 g,为终尿中蛋白质排出量的 30~40 倍,由此可见,滤过液中多数清蛋白可被肾小管重新吸收。

其主要生理功能包括以下几方面。①血浆的主要载体蛋白：许多水溶性差的物质可以通过与清蛋白的结合而被运输,具有活性的激素或药物等一旦与清蛋白结合,则不呈现活性；这种结合是可逆性的,当清蛋白含量改变或血液 pH等因素变化时,与清蛋白结合的激素和药物结合量发生改变,使其游离型含量也随之变化,从而导致生理活性增强或减弱。②维持血浆胶体渗透压：病理状态下,因为血浆清蛋白丢失或浓度过低,可引起水肿、腹水等症状。③具有缓冲酸碱的能力：蛋白质是两性电解质,含有许多 $-NH_2$ 和 $-COOH$ 基团；当血液偏酸

时,以－NH₃⁺和－COOH 形式存在,当血液碱性过强时,则以－NH₂和
－COO⁻形式存在。④重要的营养蛋白:清蛋白可以在不同组织中被细胞内吞
而摄取,其氨基酸用于组织修补。因疾病等致食物摄入不足或手术后的患者,常
静脉给予清蛋白。

(二)检测方法

体液清蛋白浓度的测定方法包括电泳法、免疫化学法和染料结合法。电泳
法只能测定其百分含量,乘以总蛋白浓度可得其浓度,用于清蛋白定量操作不方
便,且精密度不如直接定量。免疫化学法包括免疫比浊法和放射免疫法等,这类
方法特异性好、灵敏度高,且清蛋白易纯化,因而其抗血清容易制备,较适合于尿
液和脑脊液等低浓度清蛋白的测定。血清中清蛋白浓度很高,以染料结合法最
多用,其原理是阴离子染料溴甲酚绿或溴甲酚紫能与清蛋白结合,其最大吸收峰
发生转移,溴甲酚绿与清蛋白反应形成的蓝绿色复合物在 630 nm 处有吸收峰,
溴甲酚紫与清蛋白反应形成的绿色复合物在 603 nm 处有吸收峰。而球蛋白基
本不结合这些染料。

(三)标本要求与保存

血清或血浆,血清为首选,血浆用肝素或 EDTA 抗凝。标本量为 1.0 mL,至
少为0.5 mL。最好在 45 分钟内分离血清/血浆。分离后标本在室温(25 ℃)、冷
藏(4 ℃)或冷冻(－20 ℃)稳定保存 14 天。可反复冻融 3 次。

(四)参考区间

1.清蛋白随年龄有所变化

0～4 天为 28～44 g/L。4 天～14 岁为 38～54 g/L,此后下降。14～18 岁为
32～45 g/L。成人为35～52 g/L。60～90 岁为 32～46 g/L。＞90 岁为 29～
45 g/L。走动者比卧床者平均高 3 g/L。

2.医学决定水平

＞35 g/L 时正常。28～34 g/L 为轻度缺乏。21～27 g/L 为中度缺乏。
＜21 g/L则严重缺乏。＜28 g/L 时,会出现组织水肿。

(五)临床意义

血浆清蛋白增高仅见于严重脱水时,无重要的临床意义。低蛋白血症见于
下列疾病。

1.清蛋白合成不足

严重的肝脏合成功能下降,如肝硬化、重症肝炎;蛋白质营养不良或吸收不

117

良,血浆清蛋白受饮食中蛋白质摄入量影响,可作为个体营养状态的评价指标,但体内总量多、生物半衰期长,早期缺乏时不易检出。

2.清蛋白丢失

清蛋白在尿中丢失,如肾病综合征、慢性肾小球肾炎、糖尿病肾病、系统性红斑狼疮性肾病等;胃肠道蛋白质丢失,如肠道炎症性疾病时因黏膜炎症坏死等丢失;皮肤丢失,如烧伤及渗出性皮炎等。

3.清蛋白分解代谢增加

组织损伤,如外科手术和创伤;组织分解增加,如感染性炎症疾病等。

4.清蛋白的分布异常

如门静脉高压时,大量蛋白质,尤其是清蛋白从血管内漏入腹腔;肝硬化导致门静脉高压时,由于清蛋白合成减少和大量漏入腹水的双重原因,使血浆清蛋白显著下降。

5.无清蛋白血症

无清蛋白血症是极少见的遗传性缺陷,血浆清蛋白含量常低于 1 g/L。但没有水肿等症状,部分原因可能是血管中球蛋白含量代偿性升高。

(六)影响因素

不能使用氟化物血浆;实验前需离心含沉淀物的标本。

三、α_1 酸性糖蛋白

(一)生化及生理

α_1 酸性糖蛋白主要由肝脏实质细胞合成,某些肿瘤组织也可合成。α_1 酸性糖蛋白含糖约 45%,其中包括 11%～20% 的唾液酸,是血清中黏蛋白的主要成分,黏蛋白是可以被高氯酸或其他强酸沉淀的一组蛋白质。α_1 酸性糖蛋白是主要的急性时相反应蛋白,在急性炎症时增高,与免疫防御功能有关。

α_1 酸性糖蛋白是主要的急性时相反应蛋白,在急性炎症时增高,与免疫防御功能有关。早期认为肝脏是合成 α_1 酸性糖蛋白的唯一器官,近年来有证据认为某些肿瘤组织亦可以合成 α_1 酸性糖蛋白。α_1 酸性糖蛋白分解代谢首先是其唾液酸的分子降解而后蛋白质部分在肝中很快消失。α_1 酸性糖蛋白可以结合利多卡因和普萘洛尔等,在急性心肌梗死时,α_1 酸性糖蛋白作为一种急性时相反应蛋白升高后,使药物结合状态增加而游离状态减少,因而使药物的有效浓度也下降。

(二)检测方法

免疫比浊法。

(三)标本要求与保存

血清或血浆,肝素或 EDTA 抗凝。标本量为 1 mL,至少为 0.5 mL。分离后标本在室温(25 ℃)、冷藏(4 ℃)或冷冻(−20 ℃)稳定保存 14 天。可反复冻融 3 次。

(四)参考区间

$0.5\sim1.2$ g/L。

(五)临床意义

(1)α_1 酸性糖蛋白目前主要作为急性时相反应的指标,在风湿病、恶性肿瘤及心肌梗死等炎症或组织坏死时一般增加 $3\sim4$ 倍,$3\sim5$ 天时出现浓度高峰,α_1 酸性糖蛋白增高是活动性溃疡性结肠炎最可靠的指标之一。

(2)糖皮质激素增加,包括内源性的库欣综合征和外源性泼尼松、地塞米松等药物治疗时,可引起 α_1 酸性糖蛋白升高。

(3)在营养不良、严重肝损害、肾病综合征及胃肠道疾病致蛋白严重丢失等情况下,α_1 酸性糖蛋白降低。

(4)雌激素使 α_1 酸性糖蛋白降低。

四、触珠蛋白

(一)生化及生理

触珠蛋白由肝脏合成,在血清蛋白电泳中位于 α_2 区带,为 $\alpha_2\beta_2$ 四聚体。α 链有 α_1 及 α_2 两种,α_1 又有 α_1F 及 α_1S 两种遗传变异体,α_1F、α_1S、α_2 3 种等位基因编码形成 $\alpha\beta$ 聚合体,因此,个体之间可有多种遗传表型。触珠蛋白能与红细胞中释放出的游离血红蛋白结合,每分子触珠蛋白可集合两分子血红蛋白,从而防止血红蛋白从肾丢失,为机体有效地保留铁,避免血红蛋白对肾脏的损伤。触珠蛋白-血红蛋白复合物不可逆,转运到网状内皮系统分解,其氨基酸和铁可被再利用。同时触珠蛋白-血红蛋白复合物也是局部炎症的重要控制因子,具有潜在的过氧化氢酶作用。触珠蛋白不能被重新利用,溶血后其含量急剧降低,血浆浓度多在 1 周内恢复到原有水平。其作用是运输血管内游离的血红蛋白至网状内皮系统降解。血管内溶血后,1 分子的触珠蛋白可结合 1 分子的游离血红蛋白,此种结合体很快从血中被肝实质细胞清除。$3\sim4$ 天后,血浆中触珠蛋白才复原。

(二)检测方法

放射免疫法、免疫比浊法。

(三)标本要求与保存

血清或血浆,血清为首选,血浆用肝素或 EDTA 抗凝。标本量为 2.0 mL。防止过度溶血或脂血。分离后标本在室温(25 ℃)、冷藏(4 ℃)或冷冻(−20 ℃)稳定保存 14 天。可反复冻融 3 次。

(四)参考区间

儿童:0.2～1.6 g/L。

成人(20～60 岁):0.3～2.0 g/L。

(五)临床意义

(1)各种溶血性贫血,无论血管内溶血或血管外溶血,血清中触珠蛋白含量都明显减低,甚至测不出,这是因为触珠蛋白可与游离血红蛋白结合,清除了循环血中的游离血红蛋白所致。如果血管内溶血超出触珠蛋白的结合能力,即可出现血红蛋白尿。

(2)鉴别肝内和肝外阻塞性黄疸,前者触珠蛋白显著减少或缺乏,后者触珠蛋白正常或增高。

(3)传染性单核细胞增多症、先天性无结合珠蛋白血症等血清触珠蛋白可下降或缺如。

(4)急性或慢性感染、结核病、组织损伤、风湿性和类风湿关节炎、恶性肿瘤、淋巴瘤、系统性红斑狼疮等,血清触珠蛋白含量可增高,在此情况下,如测得触珠蛋白正常,不能排除溶血。

(六)影响因素

从出生至 40 岁左右,血清中触珠蛋白的浓度不断升高。女性高于男性。

五、转铁蛋白

(一)生化及生理

转铁蛋白主要由肝细胞合成,电泳位置在 β 区带。转铁蛋白能可逆地结合多价阳离子,包括铁、铜、锌、钴等,每 1 分子转铁蛋白可结合两个 Fe^{3+}。从小肠进入血液的 Fe^{2+} 被铜蓝蛋白氧化为 Fe^{3+},再被转铁蛋白的载体蛋白结合。机体各种细胞表面都有转铁蛋白受体,该受体对转铁蛋白和 Fe^{3+} 的复合物比对转铁蛋白的载体蛋白亲和力高得多。与受体结合后,转铁蛋白和 Fe^{3+} 的复合物被摄入细胞,从而将大部分 Fe^{3+} 运输到骨髓,用于血红蛋白的合成,小部分则运输到各组织细胞,用于形成铁蛋白,以及合成肌红蛋白、细胞色素等。血浆中转铁蛋白浓度受食物铁供应的影响,缺铁时血浆转铁蛋白浓度上升,经铁剂有效治疗后恢复到正常水平。

(二)检测方法

转铁蛋白的测定方法有散射免疫比浊法、放射免疫法和电泳免疫法。目前临床常用的是散射免疫比浊法,利用抗人转铁蛋白血清与待检测的转铁蛋白结合形成抗原抗体复合物,其光吸收和散射浊度增加,与标准曲线比较,可计算出转铁蛋白含量。

(三)标本要求与保存

采用血清或血浆,血清为首选,血浆用肝素抗凝,不能用 EDTA 抗凝。标本量为 1 mL。避免溶血。分离后标本在室温(25 ℃)、冷藏(4 ℃)或冷冻(−20 ℃)稳定保存 14 天。可反复冻融 3 次。

(四)参考区间

血清:新生儿 1.17~2.5 g/L。

20~60 岁:2.0~3.6 g/L。

>60 岁:1.6~3.4 g/L。

(五)临床意义

1.转铁蛋白增高

转铁蛋白增高见于妊娠中、晚期及口服避孕药、反复出血、铁缺乏等,尤其是缺铁性贫血。

2.转铁蛋白减低

转铁蛋白减低见于遗传性转铁蛋白减低症、营养不良、严重蛋白质缺乏、腹泻、肾病综合征、溶血性贫血、类风湿关节炎、心肌梗死、某些炎症及恶病质等。

3.转铁蛋白饱和度降低

血清铁饱和度<15%,结合病史可诊断缺铁,其准确性仅次于铁蛋白,比总铁结合力和血清铁灵敏,但某些贫血也可降低。增高见于血色病、过量铁摄入、珠蛋白产生障碍性贫血。

(六)影响因素

转铁蛋白的浓度受食物供应的影响,机体在缺铁状态时,转铁蛋白浓度上升,经铁有效治疗后恢复到正常水平,所以测定时应统一空腹测定。

六、C反应蛋白

(一)生化及生理

C反应蛋白由肝细胞所合成,含 5 个多肽链亚单位,非共价结合为盘形多聚体,分子量为 115 000～140 000,电泳分布在慢 γ 区带,时而可以延伸到 β 区带,其电泳迁移率易受一些因素影响,如钙离子及缓冲液的成分等。C反应蛋白不仅结合多种细菌、真菌及原虫等体内的多糖物质,有钙离子存在时,还可以结合卵磷脂和核酸。C反应蛋白可以引发对侵入细菌的免疫调节作用和吞噬作用,结合后的复合体具有对补体系统的激活作用,表现为炎症反应。C反应蛋白也能识别和结合由损伤组织释放的内源性毒性物质,然后将其进行去毒或从血液中清除,同时C反应蛋白自身降解。

(二)检测方法

散射免疫比浊法或透射免疫比浊法。

(三)标本要求与保存

采用血清。标本量为 1 mL。避免溶血。分离后标本在室温(25 ℃)、冷藏(4 ℃)或冷冻(−20 ℃)稳定保存 14 天。可反复冻融 3 次。

(四)参考区间

成人(20～60 岁):<5 mg/L。

(五)临床意义

C反应蛋白是第一个被认识的急性时相反应蛋白,作为急性时相反应极为灵敏的指标,血浆中C反应蛋白浓度在急性心肌梗死、创伤、感染、炎症、外科手术、肿瘤浸润时迅速地增高,可达正常水平的 2 000 倍。C反应蛋白是非特异指标,主要用于结合临床病史监测疾病,如监测炎症性疾病的活动度、系统性红斑狼疮、白血病、外科手术后的感染、肾移植后的排斥反应等。

(六)影响因素

高浓度的类风湿因子与免疫球蛋白结核可产生假性升高。脂血对结果存在干扰。

七、β₂ 微球蛋白

(一)生化及生理

β₂ 微球蛋白是由淋巴细胞、血小板、多形核白细胞产生的一种内源性低分子量血清蛋白质,它是主要组织相容性抗原的β链(轻链)的一部分(为 1 条单链多肽),存在于细胞的表面,由人第 15 号染色体的基因编码,分子内含 1 对二硫键,不含糖。β_2 微球蛋白分子量为 11 800。是由 100 个氨基酸残基组成的单一肽链,与免疫球蛋白的 C 结构域类似。β_2 微球蛋白存在于所有有核细胞膜表面,作为组织相容性抗原的轻链构成成分。β_2 微球蛋白在血液、尿液、唾液、髓液、乳汁、羊水中微量而广泛分布。体内产生的 β_2 微球蛋白的量较为恒定,分泌入血中的 β_2 微球蛋白迅速从肾脏滤过,血中浓度为 0.8~2.0 mg/L,每天尿中排出量为 0.03~0.1 mg。

(二)检测方法

免疫测定法,如免疫化学发光法、放射免疫测定、酶或发光免疫测定、胶乳增强散射免疫测定。

(三)标本要求与保存

采用血清。标本量为 0.5 mL,至少为 0.3 mL。避免脂血。分离后标本在室温(25 ℃)稳定保存 7 天,冷藏(4 ℃)或冷冻(-20 ℃)稳定保存 14 天。可反复冻融 3 次。

(四)参考区间

血清:婴儿 3.0 mg/L(平均数)。

0~59 岁:1.9 mg/L(平均数)。

60~69 岁:2.1 mg/L(平均数)。

>70 岁:2.4 mg/L(平均数)。

(五)临床意义

1.肾功能损害

血中 β_2 微球蛋白与 GFR 成负相关,与血清肌酐成正相关。评价 GFR,采用 β_2 微球蛋白更优于肌酐。肾透析者,β_2 微球蛋白持续呈高值,表明肾出现淀粉样变,有引起腕管综合征的可能性。

2.恶性肿瘤

网质内皮肿瘤、多发性骨髓瘤、慢性淋巴细胞白血病,治疗前血清 β_2 微球蛋白为 6 mg/L,治疗后仍在 3 mg/L 以上,表明生存率低,可以用于判断预后。

3.系统性红斑狼疮等免疫异常者

淋巴功能活化亢进及免疫刺激,使肝细胞合成 β_2 微球蛋白增加,这也是肝

病患者 β_2 微球蛋白升高的原因。

4.尿中排出增加

肾小管重吸收障碍时,血中浓度升高(阈值 4.5 mg/L 以上)。

(六)影响因素

儿童血清内 β_2 微球蛋白浓度比青年人、成年人及 60 岁以上者稍高。不同年龄其浓度有变化。

第三节　蛋白质电泳分析

一、血清蛋白电泳

(一)检测原理

血清蛋白电泳常采用醋酸纤维薄膜或琼脂糖凝胶,在 pH 8.6 的缓冲液中,血清中各种蛋白质都电离成负离子,在电场中向正极移动;因各种蛋白质的等电点不同,在相同 pH 下,带电荷量有差异,同时各蛋白质的分子大小与分子形状也不相同,因此,在同一电场中泳动速度不同;带电荷多,分子量小者,泳动较快,反之则较慢。血清蛋白质一般被分成 5 个主要区带,从正极起依次为清蛋白、α_1 球蛋白、α_2 球蛋白、β 球蛋白及丙种球蛋白,有时能出现 β_2 区带。分离后的蛋白质区带经氨基黑或丽春红等染色后,由光密度扫描仪对各区带进行吸亮度检测,并可自动画出吸亮度积分曲线。血清蛋白电泳各组分采用各区带的百分含量(%)表示。

(二)参考区间

各区带百分含量:清蛋白为 57%～68%、α_1 球蛋白为 1.0%～5.7%、α_2 球蛋白为4.9%～11.2%、β 球蛋白为7%～13%、丙种球蛋白为 9.8%～18.2%。不同染色剂和不同电泳条件时,参考区间不同,各实验室应建立自己的参考区间。

(三)临床意义

1.血清蛋白电泳异常图谱

疾病时血清蛋白电泳的区带有很多种变化,根据它们在电泳图谱上的异常特征,可将其进行分型,有助于临床疾病的判断。

2.血清蛋白电泳典型图谱

(1)肾病型:肾病综合征等的典型图谱特征,除清蛋白下降外,α_2 球蛋白显著升高,β 球蛋白明显升高,丙种球蛋白不变或相对下降。

(2)肝硬化型:见于肝硬化患者,其图谱特征是清蛋白下降,丙种球蛋白明显升高,典型者 β 和 γ 区带融合,出现 β-γ 桥。

3.免疫球蛋白增多

正常血清蛋白电泳图谱上 γ 区带色浅且宽,主要成分是免疫球蛋白(Ig),包括 IgG、IgA 和 IgM 等,由多克隆浆细胞所产生。疾病时 γ 区带增多较为常见,包括单克隆免疫球蛋白增多和多克隆免疫球蛋白增多。

(1)单克隆免疫球蛋白增多:表现为 γ 区带或 γ～β 区出现的色泽深染的窄区带,其成分为单克隆免疫球蛋白或其轻链或重链片段,称为 M 蛋白,见于浆细胞病。M 蛋白的电泳位置可大致反映出 Ig 类型,如 IgA 位于 β 区后部或 β 和 γ 区之间,IgM 位于 γ 区中部,IgG 位于 γ 区后部。但确定 M 蛋白及其类型需采用特异性抗体做免疫固定电泳。

(2)多克隆免疫球蛋白增多:是指各种合成 Ig 细胞的全面增殖,表现为 γ 区带呈弥散性升高。包括慢性肝病、肝硬化、结缔组织病(最有代表性的是系统性红斑狼疮)、慢性感染、恶性肿瘤(早期可出现 Ig 多克隆增殖)、获得性免疫缺陷综合征(T 淋巴细胞被侵犯并失去功能,而 B 淋巴细胞失控和代偿性相对升高)和淋巴母细胞性淋巴结病(为淋巴母细胞反应性增殖,属于良性,也有人认为是转为恶性的过渡期)。

(四)方法评价

影响血清蛋白电泳精密度的因素很多,如电泳介质性质、缓冲液成分和浓度、电压大小、电泳时间、染色液成分、电泳时温度等,因此,实验室之间的精密度较差,甚至实验室内精密度也远不如一般生化指标的定量测定。目前较多实验室已经采用自动电泳仪及其配套的商品试剂进行血清蛋白电泳,其电泳区带整齐,分离效果好,操作速度快;而且每次电泳时的电压、时间、温度等都能准确控制,加上采用配套的商品试剂,均有利于提高电泳结果精密度。

血清蛋白电泳各区带中多个蛋白质组分可有重叠、覆盖;两个区带之间也有少量蛋白质,如 α 脂蛋白、β 脂蛋白迁移带较宽,常使区带之间着色,IgA 通常存在于 β 和 γ 带之间;某些蛋白质组分染色很浅,如脂蛋白和 α_1 酸性糖蛋白,其中的脂类或糖类不能被蛋白染料着色;因此,血清蛋白电泳对异常蛋白质的分析及对疾病的诊治意义比较有限。并且由于在血清蛋白电泳上表现异常的相关疾病大多还有其他检测手段,故即使在传统上应用血清蛋白电泳最多的慢性肝病和肝硬化这些疾病中,血清蛋白电泳的作用也逐渐减少。

二、蛋白质免疫固定电泳

蛋白质免疫固定电泳能确定蛋白质的单克隆属性,从而诊断浆细胞病等,检测标本可以是血清、尿液、脑脊液或其他体液,以血清蛋白免疫固定电泳较多用。

(一)检测原理

检测原理包括蛋白电泳和免疫沉淀两个过程,电泳介质以琼脂糖凝胶多用。将以不同程度稀释的同一份标本加样在琼脂糖凝胶板上的 6 个不同位置,进行电泳。电泳后,将蛋白固定剂加到第 1 份对照电泳蛋白区带的表面,而将 5 种抗血清,即抗 IgG、IgA、IgM、κ 链和 λ 链分别加到第 2～6 份电泳的蛋白区带表面孵育。如果有对应的抗原存在,则会在适当的区带位置有抗原抗体复合物形成并沉淀下来。随后将整张凝胶片进行清洗,第 1 份对照电泳中所有蛋白质区带全部保留,第 2～6 份电泳区带中未被固定的清蛋白、α_1 球蛋白、α_2 球蛋白、β 球蛋白,以及未结合的游离抗原或抗体被洗去。最后采用考马斯亮蓝等灵敏度高的蛋白质染色剂进行染色。将第 2～6 份电泳区带与第 1 份蛋白电泳区带进行比较,可观察是否有某种单克隆免疫球蛋白存在。

(二)区带表现

第 1 份对照电泳显示一般的血清蛋白电泳区带;第 2～6 份电泳分别显示 IgG、IgA、IgM、κ 链、λ 链与其相应抗体的蛋白质复合物区带。正常人区带的染色程度依次是 IgG＞IgA 和 κ 链＞λ 链＞IgM,均呈宽而弥散的区带。单克隆蛋白表现为边界清晰的局部致密条带,条带宽度和深度与其含量成正比,多数出现在 γ 或 β 区,偶见于 α 区。

(三)临床意义

蛋白质免疫固定电泳用于恶性浆细胞病的诊断,以及与多克隆增殖的鉴别诊断,还可用于脑脊液寡克隆蛋白的判断。恶性浆细胞病包括骨髓瘤、原发性巨球蛋白血症、重链病、原发性淀粉样变性等。由于异常浆细胞克隆增殖,产生大量单克隆免疫球蛋白或其轻链或重链片段。各种单克隆蛋白出现频率为 IgG 52%、IgA 21%、IgM 12%、IgD 2%、IgE 0.01%,轻链(κ 或 λ)11%,重链(γ、 α、μ 或 δ)1%,也可出现两种或多种克隆蛋白,占 0.5%。

(四)方法评价

免疫固定电泳检测速度较快,整个过程为 1.5~2 小时;敏感性高,能检测到 0.5~1.5 g/L 含量的单克隆抗体;分辨率高,能够利用非常短的电泳移动距离分离出单克隆蛋白质组分。通过抗原抗体沉淀模式直接对照常规血清蛋白电泳模式来分析区带,结果较容易判断。但良性 M 蛋白血症也表现为类似的单克隆条带。

三、尿蛋白电泳

(一)普通尿蛋白电泳

普通尿蛋白电泳类似于普通血清蛋白电泳。以往通常需将尿液进行浓缩,使蛋白质浓度达到 30 g/L 以上,否则需要采用高灵敏度的染色方法。不过,目前一些自动电泳仪采用反复多次在琼脂糖凝胶上加样,不需浓缩尿液,以考马斯亮蓝染色,就能显示清晰的区带;这种电泳具有较高的分辨率,能分离出清蛋白、α_1 球蛋白、α_2 球蛋白、β_1 球蛋白、β_2 球蛋白和丙种球蛋白 6 个区带。当然,由于患者的尿蛋白情况不同,很多时候这些区带不全。从普通尿蛋白电泳中能得到尿蛋白全貌,作出初步的蛋白尿类型判断,但因为并非按分子量分离其蛋白质,一般只作为过筛试验。

(二)其他电泳分析方法

其他电泳分析方法包括十二烷基磺酸钠-聚丙烯酰胺凝胶电泳或十二烷基磺酸钠-琼脂糖凝胶电泳。由考马斯亮蓝染色,能将尿蛋白按分子量大小进行分离,从而判断为肾小球性蛋白尿及其选择性和非选择性、肾小管性蛋白尿、混合性蛋白尿、溢出性蛋白尿等。

四、脑脊液蛋白电泳

经充分浓缩后,可以采用与普通血清蛋白电泳相似的普通脑脊液蛋白电泳,一般以琼脂糖凝胶为支持介质,由考马斯亮蓝染色,可分为前清蛋白、清蛋白、α_1 球蛋白、α_2 球蛋白、β 球蛋白、丙种球蛋白 6 个组分;银染能增加灵敏度而无须浓缩样品;浓缩标本或银染能清楚地发现 IgG 区带。若出现两条或多条稀疏的 IgG 区带,且比同一患者的血清蛋白电泳中 γ 区带致密,为 IgG 寡克隆区带;等电聚焦联合免疫印迹法能提高 IgG 寡克隆带的检测灵敏度和特异性。

第八章　细菌学检验

第一节　分枝杆菌属

分枝杆菌属是一类细长或略带弯曲、为数众多(包括 54 个种)、呈分枝状生长的需氧杆菌。因其繁殖时呈分枝状生长,故称分枝杆菌。本属细菌的主要特点是细胞壁含有大量脂类,可占其干重的 60%,这与其染色性、抵抗力、致病性等密切相关。耐受酸和抗乙醇,一般不易着色,若经加温或延长染色时间而着色后,能抵抗 3% 盐酸乙醇的脱色作用,故又称抗酸杆菌。需氧生长,无鞭毛,无芽孢和荚膜。引起的疾病均为慢性,有肉芽肿病变的炎症特点。

分枝杆菌的种类较多,包括结核分枝杆菌、非结核分枝杆菌和麻风分枝杆菌。非结核分枝杆菌是一大群分枝杆菌的总称,与人类有关的非结核分枝杆菌主要有堪萨斯分枝杆菌、海分枝杆菌、瘰疬分枝杆菌、戈登分枝杆菌、鸟分枝杆菌、蟾分枝杆菌、龟分枝杆菌、偶发分枝杆菌和耻垢分枝杆菌等。本属细菌无内、外毒素,其致病性与菌体某些成分,如索状因子、蜡质 D 及分枝菌酸有关。

一、结核分枝杆菌

结核分枝杆菌是引起人和动物结核病的病原菌。目前已知在我国引起人类结核病的主要有人型和牛型结核分枝杆菌。

(一)临床意义

1.致病性

结核分枝杆菌主要通过呼吸道、消化道和受损伤的皮肤侵入易感机体,引起多种组织器官的结核病,其中以通过呼吸道引起的肺结核最多见。肺外感染可发生在脑、肾、肠及腹膜等处。该菌不产生内毒素和外毒素,也无荚膜和侵袭性酶。

2.Koch 现象

结核的特异性免疫是通过结核分枝杆菌感染后所产生,试验证明,将有毒结核分枝杆菌纯培养物初次接种于健康豚鼠,不产生Ⅰ型变态反应,而经 10～14 天,局部逐渐形成肿块,继而坏死、溃疡,直至动物死亡。若在 8～12 周给动物接种减毒或小量结核分枝杆菌,第 2 次接种时则局部反应提前,于 2～3 天内发生红肿硬结,后有溃疡但很快趋于痊愈。此现象为 Koch 在 1891 年观察到的,故称为 Koch 现象。

3.结核菌素试验

利用Ⅳ型变态反应的原理,检测机体是否感染过结核分枝杆菌。

(二)微生物学检验

1.标本采集

根据感染部位的不同,可采集不同标本。结核患者各感染部位的标本中大多都混有其他细菌,为此应采取能抑制污染菌的方法。若做分离培养,必须使用灭菌容器,患者应停药 1～2 天再采集标本。可采集痰、尿、粪便、胃液、胸腔积液、腹水、脑脊液、关节液、脓液等。

2.检验方法

(1)涂片检查:①直接涂片。薄涂片:挑取痰或其他处理过的标本约 0.01 mL,涂抹于载玻片上,用萋-尼(热染法)或 Kinyoun(冷染法)抗酸染色,镜检,报告方法:一,全视野(或 100 个视野)未找到抗酸菌;＋,全视野发现 3～9 个;＋＋,全视野发现10～99 个;＋＋＋,每视野发现 1～9 个;＋＋＋＋,每视野发现10 个以上(全视野发现 1～2 个时报告抗酸菌的个数)。厚涂片:取标本0.1 mL,涂片,抗酸染色、镜检,报告方法同上。②集菌涂片:主要方法有沉淀集菌法和漂浮集菌法。③荧光显微镜检查法:制片同前。用金胺 O 染色,在荧光显微镜下分枝杆菌可发出荧光。

(2)分离培养:结核分枝杆菌的分离培养对于结核病的诊断、疗效观察及抗结核药物的研究均具有重要意义。培养前针对标本应做适当的处理,如痰可用 4％H_2SO_4或 4％NaOH 处理 20～30 分钟,除去杂菌再接种于罗氏培养基,37 ℃培养,定时观察,持续 4～8 周。此方法可准确诊断结核分枝杆菌。

(3)基因快速诊断:简便快速、灵敏度高、特异性强。但需注意实验器材的污染问题,以免出现假阳性。

(4)噬菌体法。

（三）治疗原则

利福平、异烟肼、乙胺丁醇、链霉素为第一线药物。利福平与异烟肼合用可以减少耐药的产生。对于严重感染,可用吡嗪酰胺与利福平及异烟肼联合使用。

二、非结核分枝杆菌

分枝杆菌属中,除结核分枝杆菌和麻风分枝杆菌以外,均称为非结核分枝杆菌。因其染色性同样具有抗酸性,亦称非结核抗酸菌,其中有 14～17 个非结核分枝杆菌种能使人致病,可侵犯全身脏器和组织,以肺最常见,其临床症状、X 线所见很难与肺结核病区别,而大多数非结核分枝杆菌对主要抗结核药耐药,故该菌的感染和发病已成为流行病学和临床上的主要课题。与发达国家一样,我国近年来发现率也有增高趋势。以鸟分枝杆菌、偶发分枝杆菌及龟分枝杆菌为多。

三、麻风分枝杆菌

麻风分枝杆菌是麻风的病原菌。首先由 Hansen 于 1937 年从麻风患者组织中发现。麻风分枝杆菌亦为抗酸杆菌,但较结核分枝杆菌短而粗。抗酸染色着色均匀,呈束状或团状排列。为典型的胞内寄生菌。该菌所在的细胞胞质呈泡沫状,称麻风细胞。用药后细菌可断裂为颗粒状、链状等,着色不均匀。革兰染色为阳性,无动力,无荚膜和芽孢。

麻风分枝杆菌是麻风的病原菌,麻风是一种慢性传染病,早期主要损害皮肤、黏膜和神经末梢,晚期可侵犯深部组织和器官。人类是麻风分枝杆菌的唯一宿主,也是唯一的传染源。本病在世界各地均有流行。

麻风根据机体的免疫、病理变化和临床表现,可将多数患者分为瘤型和结核样型两型,另外还有界线类和未定类两类。治疗原则为早发现、早治疗。治疗药物主要有利福平、氯法齐明及丙硫异烟胺。一般采用 2 种或 3 种药物联合治疗。

第二节　需氧或兼性厌氧革兰阳性杆菌

常见的与临床有关的需氧革兰阳性杆菌有棒状杆菌属、芽孢杆菌属、李斯特菌属、丹毒丝菌属。上述菌属的主要区别见表 8-1。

表 8-1　革兰阳性杆菌属的鉴别

鉴别项目	棒状杆菌属	芽孢杆菌属	李斯特菌属	丹毒丝菌属
形态	棒状	杆菌有芽孢	短杆、链状或丝状	细杆或线状
触酶	+	+	+	-
动力	-	V	+	-
对氧	需氧、兼性厌氧	需氧、兼性厌氧	兼性厌氧	兼性厌氧
G+Cmol%	51~65	32~69	36~38	36~40

一、棒状杆菌属

棒状杆菌属是革兰阳性杆菌,菌体粗细、长短不一,一端或两端膨大呈棒状,故名棒状杆菌。本菌着色不匀,有异染颗粒。无鞭毛、无荚膜、无芽孢。需氧或兼性厌氧,营养要求较高,能分解一些糖类,产酸不产气。本属细菌种类较多,有白喉棒状杆菌、假白喉棒状杆菌、干燥棒状杆菌、溃疡棒状杆菌等。引起人类致病的主要是白喉棒状杆菌,其他大多数为机会致病菌。

(一)白喉棒状杆菌

1.致病性

白喉棒状杆菌引起白喉,多在秋冬季节流行。以咽白喉最常见,鼻白喉次之,偶亦引起眼结膜、外耳道、阴道及皮肤的局部病变。

本菌一般不侵入血流,但其产生的大量外毒素可吸收入血,引起毒血症。毒素能与敏感的心肌,肝、肾、肾上腺等组织细胞及外周神经,尤其与支配咽肌和腭肌的神经结合,引起细胞变性、坏死、内脏出血和神经麻痹等严重损害。

2.微生物学检验

(1)标本采集:用无菌棉拭子,从可疑的假膜边缘采集分泌物,未见假膜的疑似患者或带菌者,可采集鼻咽部或扁桃体黏膜上的分泌物。若为培养,应在使用抗生素或其他抗菌药物前采集双份标本。如不能立即送检,应将标本浸于无菌生理盐水或15%甘油盐水中保存。

(2)检验方法及鉴定。①直接镜检:将标本涂于2~3张载玻片上,分别做革兰染色和异染颗粒染色(奈瑟法或阿培特法)。镜检如见革兰阳性形态典型的棒状杆菌,并有明显的异染颗粒,可初步报告"检出形似白喉棒状杆菌"。②分离培养:将另一份标本接种下列培养基。吕氏血清斜面:本菌在此培养基上生长较标本中的杂菌迅速,于35℃培养8~12小时,即形成灰白色的菌落,而其他杂菌则

131

尚未形成菌落;本菌在甘油吕氏血清斜面上形成的异染颗粒更为明显。亚碲酸钾血琼脂平板:经 35 ℃培养24～48 小时,观察菌落特点。在此培养基上,大部分杂菌被抑制,白喉棒状杆菌则生长缓慢,故应结合吕氏血清斜面培养基进行观察。若在吕氏血清斜面和亚碲酸钾血琼脂平板上,同时发现菌落和菌体形态很典型的棒状杆菌,即可准确报告为阳性;若在亚碲酸钾血琼脂平板上菌落典型,而吕氏血清斜面培养阴性,也可报告阳性;若吕氏血清斜面培养基上的菌落及菌体形态典型,而在亚碲酸盐血琼脂平板上无典型菌落生长,可暂报告为可疑,并将吕氏血清斜面之培养物转种于亚碲酸盐血琼脂平板,等待生长出典型菌落;若两者均为阴性,必须观察 72 小时后方可作出报告。

(3)生化反应:主要用于鉴别白喉棒状杆菌与类白喉棒状杆菌。

(4)毒力试验:可作为鉴定致病菌株的重要依据。试验方法分体外法和体内法两种。体外法有双向琼脂扩散法(做琼脂平板毒力试验)、协同凝集试验、对流免疫电泳;体内法可用豚鼠做毒素中和试验。

(5)临床意义:白喉棒状杆菌的致病因素为白喉外毒素抗原性强,毒性剧烈。表面抗原及索状因子亦与其致病力有关。引起的白喉是一种急性呼吸道传染病。白喉的免疫主要是抗毒素免疫。白喉棒状杆菌可引起类白喉,白喉是一种急性呼吸道传染病,该病原菌存在于患者及带菌者的鼻咽腔中,随飞沫或污染的物品传播。白喉棒状杆菌可致气管、支气管假膜,是白喉早期死亡的主要原因,其产生的外毒素也经血液与易感组织结合,出现各种症状,如心肌炎、软腭麻痹等,是白喉晚期死亡的主要原因。

(6)治疗原则:用青霉素或红霉素等进行抗菌治疗,同时应尽早注射足量白喉抗毒素。注射抗毒素前,应做皮试。

(二)其他棒状杆菌

棒状杆菌除白喉棒状杆菌外,其余统称为类白喉棒状杆菌。此类细菌种类多,一般无致病性或仅能与其他化脓细菌产生混合感染,有的可能为机会致病菌。类白喉棒状杆菌常寄生于人类或动物鼻腔、咽喉、外耳道、眼结膜、外阴及皮肤表面等处。临床标本中较常见的类白喉棒状杆菌有溃疡棒状杆菌、假白喉棒状杆菌、干燥棒状杆菌、溶血棒状杆菌、化脓棒状杆菌等。

二、芽孢杆菌属

芽孢杆菌属是一大群有芽孢的革兰阳性大杆菌。大多数菌种在有氧环境下形成芽孢。有动力,非抗酸性。为需氧或兼性厌氧菌,在普通培养基上生长良好。

它们广泛分布于空气、土壤、尘埃及腐烂物中,绝大多数为腐生菌,许多菌种成为实验室等环境的污染菌。少数寄生于动物或昆虫并对人类及动物致病,其中炭疽杆菌是人畜共患的重要致病菌,蜡样芽孢杆菌能致食物中毒。还有枯草芽孢杆菌、环状芽孢杆菌和浸麻芽孢杆菌等,偶可引起败血症、脑膜炎及肺炎等。

(一)炭疽杆菌

炭疽杆菌主要引起食草动物患炭疽病,也可经一定途径感染人类,为人畜共患的急性传染病。

1.致病性

炭疽杆菌可经皮肤、呼吸道和胃肠道侵入机体引起炭疽病。临床类型有皮肤炭疽、肺炭疽、肠炭疽,病死率很高。

2.微生物学检查

(1)标本采集:皮肤炭疽采取病灶分泌物;肺炭疽采取痰液;肠炭疽采取粪便;炭疽脑膜炎采取脑脊液;各型炭疽均可采取血液。

(2)检验方法及鉴定:炭疽杆菌的检查要特别注意芽孢型的实验室感染,故应有专门防护的实验室,并对用过的器具、检材等进行严格的消毒处理。

直接镜检:将可疑材料涂片,组织标本可做压印片,用1:1000的升汞固定5分钟,再行革兰染色和荚膜染色。镜检发现有荚膜的革兰阳性竹节状大杆菌,可初步诊断。荚膜荧光抗体染色,链状或竹节状大杆菌周围有发荧光的荚膜者为阳性。

分离培养:一般标本接种血平板,37 ℃培养维持 24 小时后观察菌落特点。污染严重的标本可预先加热至 65 ℃,30 分钟杀灭杂菌,或接种炭疽杆菌选择培养基——喷他脒血琼脂平板,培养时间稍长,菌落特征与血平板培养基的生长相似,但菌落较小。为提高检出效果,可选用 2% 兔血清肉汤增菌,然后分离培养。

动物试验:将标本或培养物制成悬液,皮下接种于豚鼠(1 mL)或小白鼠(0.2 mL)。均可引起败血症,并于 1~3 天死亡。内脏和血液中存在大量有荚膜的细菌。

鉴定试验。①串珠试验:炭疽杆菌在每毫升含 0.05~0.5 IU 青霉素的肉汤培养基中,可发生形态变异,形成大而均匀的圆球形并相连如串珠状,而类炭疽及其他需氧芽孢杆菌则无此现象,本试验鉴别意义较大。②噬菌体裂解试验。③重碳酸盐毒力试验:将待检菌接种于含0.5%碳酸氢钠和10%马血清琼脂平板上,置于 10%CO_2 环境下,37 ℃培养24~48 小时,观察菌落形态,有毒力的炭疽杆菌能产生大量的谷氨酸物质,形成荚膜,菌落呈 M 型,无毒力芽孢杆菌不形成莢膜,呈 R 型菌落。④青霉素抑制试验。⑤植物凝集素试验。

判定标准:革兰染色为阳性,两端平整,竹节状成双或呈短链排列,为有莢膜的粗大杆菌,或莢膜肿胀试验阳性,串珠试验阳性;重碳酸盐毒力试验出现 M 型菌落可作出诊断。

(二)蜡样芽孢杆菌

微生物学检查:除做分离培养外,细菌计数对本菌所致食物中毒有诊断价值,因暴露于空气中的食品均在一定程度上受本菌污染。

三、单核细胞增生李斯特菌

单核细胞增生李斯特菌隶属于李斯特菌属。该属包括 8 个种,主要包括单核细胞增生李斯特菌、格氏李斯特菌和默氏李斯特菌等,其中只有单核细胞增生李斯特菌对人有致病性。李斯特菌属广泛存在于自然界,动物、人类、植物、土壤、水及青贮饲料均能分离到此菌。

(一)致病性

本菌由带菌动物或人粪便污染动物制品,而经口感染。通过胎盘或产道感染新生儿是本病的重要特点。宫内感染常可导致流产、死胎及新生儿败血症,病死率较高。本菌常伴随 EB 病毒引起传染性单核细胞增多症,此外可引起脑膜炎。

(二)微生物学检验

1.标本采集

根据感染部位不同而采取相应标本。如全身感染采取血液,局部采取分泌物或脓液,感染动物则用组织匀浆。

2.检验方法与鉴定

(1)分离培养:将血液标本(3~5 mL)或脑脊液的离心沉淀物接种于两支脑心浸液(标本量的 10 倍)培养基中。其中 1 支置 10%CO_2 环境中,37 ℃培养24~48 小时,各做 1 次血平板分离;另 1 支置 4 ℃培养,每 24 小时做 1 次血平板分离,连续 4 天,以后每周 1 次,共 4 周。咽拭子、组织及粪便接种于肉汤培养基中,置 4 ℃培养,进行冷增菌。转种和培养方法同上。从血平板上挑取 β 溶血环的菌落,做涂片染色镜检并进一步鉴定。

(2)鉴定:本菌可根据下列特点加以确定。在血琼脂上有狭窄的 β 溶血环,25 ℃动力最强,在半固体培养基上呈伞状生长,可在 4 ℃冷增菌生长,木糖、甘

露醇和 H_2S 试验阴性。协同溶血试验阳性。触酶试验阳性。

四、丹毒丝菌属

丹毒丝菌属以引起局部感染为主。

第三节 厌氧性细菌

一、概述

厌氧性细菌(简称厌氧菌)是一大群专性厌氧、必须在无氧环境中才能生长的细菌。主要可分为两大类,一类是革兰染色阳性、有芽孢的厌氧芽孢梭菌;另一类是无芽孢的革兰阳性及革兰阴性球菌与杆菌。前一类因有芽孢,抵抗力强,在自然界(水、土等)、动物及人体肠道中广泛存在,并且能长期耐受恶劣的环境条件。一旦在适宜条件下,即可出芽繁殖,产生多种外毒素,引起严重疾病。后一类则是人体的正常菌群,可与需氧菌、兼性厌氧菌共同存在于口腔、肠道、上呼吸道、泌尿生殖道等。这类无芽孢厌氧菌的致病性属条件致病性的内源性感染,在长期使用抗生素、激素、免疫抑制剂等发生菌群失调或机体免疫力衰退,或细菌进入非正常寄居部位才可致病。两类细菌都必须做厌氧培养以分离细菌,但细菌学诊断的价值却有所不同。1986 年版的《伯杰氏系统细菌学手册》的分类标准为:①革兰染色特性;②形态;③鞭毛;④芽孢;⑤荚膜;⑥代谢产物等。以此为基础将主要厌氧菌归类如下:革兰阳性有芽孢杆菌、革兰阳性无芽孢杆菌、革兰阴性无芽孢杆菌、革兰阳性厌氧球菌、革兰阴性厌氧球菌。

厌氧菌的分类:厌氧菌是指在有氧条件下不能生长,在无氧条件下才能生长的一大群细菌。目前已知,与医学有关的无芽孢厌氧菌有 40 多个菌属,300 多个菌种和亚种;而有芽孢的厌氧菌只有梭菌属。

(一)生物学分类

据厌氧菌的生物学性状及代谢产物分析,将主要厌氧菌归类。

(二)据耐氧性分类

1.专性厌氧菌

专性厌氧菌是指在降低氧分压的条件下才能生长的细菌。又分为极度厌氧菌(氧分压<0.5%,空气中暴露 10 分钟致死,如丁酸弧菌)和中度厌氧菌(氧分压为 2%～8%,空气中暴露 60～90 分钟能生存,如大多数人类致病厌氧菌)。

2.微需氧菌

能在含 5%～10%CO_2空气中的固体培养基表面生长的细菌,如弯曲菌属。

3.耐氧菌

其耐氧程度刚好能在新鲜配制的固体培养基表面生长。一旦生长,暴露数小时仍不死亡,如第三梭菌、溶组织梭菌。

主要厌氧菌的分类见表 8-2。

表 8-2　主要厌氧菌的生物学分类

分类	种和亚种类	主要常见菌种
革兰阳性有芽孢杆菌梭菌属	83	破伤风梭菌、肉毒梭菌、艰难梭菌、溶组织梭菌、产气荚膜梭菌等
革兰阳性无芽孢杆菌		
1.短棒菌苗属	8	痤疮短棒菌苗、颗粒短棒菌苗、贪婪短棒菌苗、嗜淋巴短棒菌苗
2.优杆菌属	34	不解乳优杆菌、迟缓优杆菌、黏性优杆菌、短优杆菌等
3.乳酸杆菌属	51	本菌属与致病关系不大
4.放线菌属	12	衣氏放线菌、奈氏放线菌、溶齿放线菌、化脓放线菌等
5.蛛网菌属	1	丙酸蛛网菌
6.双歧杆菌属	24	两歧双歧杆菌、青春双歧杆菌、婴儿双歧杆菌、短双歧杆菌、长双歧杆菌等
革兰阴性无芽孢杆菌		
1.类杆菌属	18	脆弱类杆菌、多形性杆菌、普通类杆菌
2.普雷沃菌属	20	产黑色素普雷沃菌、中间普雷沃菌等
3.紫单胞菌属	12	不解糖紫单胞菌、牙髓紫单胞菌
4.梭杆菌属	10	具核梭杆菌、坏死梭杆菌、变形梭杆菌、死亡梭杆菌等
5.纤毛菌属	1	口腔纤毛菌
6.沃廉菌属	2	产琥珀酸沃廉菌(来自牛瘤胃)和直线沃廉菌(来自人牙龈沟)
7.月形单胞菌属		生痰月形单胞菌(来自人牙龈沟)和反刍月形单胞菌(来自反刍动物瘤胃)

分类	种和亚种类	主要常见菌种
革兰阳性厌氧球菌		
1.消化球菌属	1	黑色消化球菌
2.消化链球菌	9	厌氧消化链球菌、不解糖消化链球菌、吲哚消化链球菌、大消化链球菌、天芥菜春还原消化链球菌、四联消化链球菌
3.厌氧性链球菌或微需氧链球菌	4	麻疹链球菌、汉孙链球菌、短小链球菌。另外还有已属于口腔链球菌的中间型链球菌和星群链球菌
4.瘤胃球菌属	8	
5.粪球菌属	3	
6.八叠球菌属	2	
革兰阴性厌氧球菌		
1.韦荣球菌属	7	小韦荣球菌属、产碱韦荣球菌
2.氨基酸球菌属	1	发酵氨基酸球菌
3.巨球菌属	1	埃氏巨球菌

　　厌氧菌是人体正常菌群的组成部分,在人体内主要聚居于肠道,其数量比需氧菌还多,每克粪中高达 10^{12} 个,其中最多的是类杆菌。

二、厌氧菌感染

(一)厌氧菌在正常人体的分布及感染类型

1.厌氧菌在正常人体的分布

　　厌氧菌分布广泛,土壤、沼泽、湖泊、海洋、污水、食物,以及人和动物体都有它的存在。正常人的肠道、口腔、阴道等处均有大量的厌氧菌寄居,其中肠道中的厌氧菌数量是大肠埃希菌的1 000～10 000倍。此外,人体皮肤、呼吸道、泌尿道也有厌氧菌分布。正常情况下,寄居于人体的正常菌群与人体保持一种平衡状态,不致病。一旦环境或机体的改变导致了这种平衡的改变,可导致厌氧菌感染。重要的厌氧菌种类及其在正常人体的分布见表8-3。

2.外源性感染

　　梭状芽孢杆菌属引起的感染,其细菌及芽孢来源于土壤、粪便和其他外界环境。

表 8-3　重要的厌氧菌种类及其在正常人体内的分布

厌氧菌	皮肤	上呼吸道	口腔	肠道	尿道	阴道
一、芽孢菌						
革兰阳性杆菌						
梭状芽孢杆菌属	0	0	±	++	±	±
二、无芽孢菌						
(一)革兰阳性杆菌						
乳杆菌属	0	0	+	++	±	++
双歧杆菌属	0	0	+	++	0	±
优杆菌属	±	±	+	++	0	±
短棒菌苗属	++	+	±	±	±	±
放线菌属	0	±	++	+	0	0
(二)革兰阴性杆菌						
类杆菌属	0	+	+	+	+	+
梭杆菌属	0	+	++	+	+	±
普雷沃菌属	0	+	++	++	+	+
紫单胞菌属	0	+	+	++	+	+
(三)革兰阳性球菌						
消化球菌属	+	+	++	++	±	++
消化链球菌属	+	+	++	++	±	++
(四)革兰阴性球菌						
韦荣球菌属	0	+	+	+	±	+

3.内源性感染

无芽孢厌氧菌大多数是人体正常菌群,属于机会致病菌,在一定条件下可引起感染,一般不在人群中传播。

(二)临床意义

由厌氧菌引起的人类感染在所有的感染性疾病中占有相当大的比例,有些部位的感染,如脑脓肿、牙周脓肿和盆腔脓肿等,80%以上是由厌氧菌引起的。其中部分为厌氧菌单独感染,大部分为与需氧菌混合感染。

1.厌氧菌感染的危险因素

(1)组织缺氧或氧化还原电势降低,如组织供血障碍、大面积外伤、刺伤。

(2)机体免疫功能下降,如接受免疫抑制剂治疗、抗代谢药物治疗、放射治疗、化学药物治疗的患者,以及糖尿病患者、慢性肝炎患者、老年人、早产儿等均易并发厌氧菌感染。

(3)某些手术及创伤,如开放性骨折、胃肠道手术、生殖道手术及深部刺伤等易发生厌氧菌感染。

(4)长期应用某些抗菌药物,如氨基糖苷类、头孢菌素类、四环素类等,可诱发厌氧菌感染。

(5)深部需氧菌感染,需氧菌生长可消耗环境中的氧气,为厌氧菌生长提供条件,从而导致厌氧菌合并感染。

2.厌氧菌感染的临床及细胞学指征

(1)感染组织局部产生大量气体,造成组织肿胀和坏死,皮下有捻发感,是产气荚膜梭菌所引起感染的特征。

(2)发生在口腔、肠道、鼻咽腔、阴道等处的感染,易发生厌氧菌感染。

(3)深部外伤如枪伤后,以及动物咬伤后的继发感染,均可能是厌氧菌感染。

(4)分泌物有恶臭或呈暗血红色,并在紫外光下发出红色荧光,均可能是厌氧菌感染。分泌物或脓肿有硫黄颗粒,为放线菌感染。

(5)分泌物涂片经革兰染色,镜检发现有细菌,而培养阴性者,或在液体及半固体培养基深部生长的细菌,均可能为厌氧菌感染。

(6)长期应用氨基糖苷类抗生素无效的病例,可能是厌氧菌感染。

(7)胃肠道手术后发生的感染。

三、厌氧菌标本的采集与送检

标本采集与送检必须注意两点:标本绝对不能被正常菌群所污染;应尽量避免接触空气。

(一)采集

用于厌氧菌培养的标本不同于一般的细菌培养,多采用特殊的采集方法,如针筒抽取等,应严格无菌操作,严禁接触空气。不同部位标本采集方法也各有不同特点,具体方法见表 8-4。

表 8-4 不同部位标本采集法

标本来源	收集方法
封闭性脓肿	针管抽取
妇女生殖道	后穹隆穿刺抽取
下呼吸道分泌物	肺穿刺术
胸腔	胸腔穿刺术
窦道、子宫腔、深部创伤	用静脉注射的塑料导管穿入感染部位抽吸
组织	无菌外科切开
尿道	膀胱穿刺术

(二)送检方法与处理

采集标本须注意:不被正常菌群污染,并尽量避免接触空气。采集深部组织标本时,需用碘酊消毒皮肤,用注射器抽取,穿刺针头应准确插入病变部位深部,抽取数毫升即可,抽出后可排出 1 滴标本于酒精棉球上。若病灶处标本量较少,则可先用注射器吸取 1 mL 还原性溶液或还原性肉汤,然后再抽取标本。

在紧急情况下,可用棉拭子取材,并用适合的培养基转送。厌氧培养最理想的检查材料是组织标本,因厌氧菌在组织中比在渗出物中更易生长。

标本送到实验室后,应在 20～30 分钟处理完毕,最迟不超过 2 小时,以防止标本中兼性厌氧菌过度繁殖而抑制厌氧菌的生长。如不能及时接种,可将标本置室温保存(一般认为,冷藏对某些厌氧菌有害,而且在低温时氧的溶解度较高)。

1.针筒运送

一般用无菌针筒抽取标本后,排尽空气,针头插入无菌橡皮塞,以隔绝空气,立即送检。这种方法多用于液体标本的运送,如血液、脓液、胸腔积液、腹水、关节液等。

2.无菌小瓶运送

一般采用无菌的青霉素小瓶,瓶内加一定量的培养基和少量氧化还原指示剂,用橡皮盖加铝盖固定密封,排除瓶内空气,充以 CO_2 气体。同时先观察瓶内氧化还原指示剂的颜色,以判断瓶内是否为无氧环境,如合格,用无菌注射器将液体标本注入瓶中即可。

3.棉拭子运送

一般不采用棉拭子运送,如果使用该方法,一定使用特制运送培养基,确保无氧环境,确保不被污染,确保快速送检。

4.厌氧罐或厌氧袋运送

将厌氧罐或厌氧袋内装入可有效消耗氧气的物质,确保无氧环境。该方法一般用于运送较大的组织块或床边接种的培养皿等。

四、厌氧菌的分离与鉴定

(一)直接镜检

直接镜检根据形态和染色性,结合标本性状与气味,初步对标本中可能有的细菌作出估计(见表 8-5)。

表 8-5　厌氧菌直接镜检初步鉴别

菌名	革兰染色	形态及其他特征
脆弱类杆菌	革兰阴性杆菌	两端钝圆,着色深,中间色浅且不均匀,且有气泡,长短不一
产黑素普雷沃菌	革兰阴性杆菌	多形性,长短不一,有浓染和空泡,无鞭毛和芽孢。标本有恶臭,琥珀味,紫外线照射发红色荧光
具核菌杆菌	革兰阴性杆菌	菌体细长,两头尖,紫色颗粒菌体长轴成双排列,标本有丁酸味
坏死菌杆菌	革兰阴性杆菌	高度多形性,长短不一,菌体中部膨胀成圆球形
韦荣球菌	革兰阴性球菌	极小的革兰阴性球菌
消化链球菌	革兰阳性球菌	革兰阳性成链状的小球菌
乳酸杆菌	革兰阳性杆菌	细长,有时多形性,呈单、双、短链或栅状分布
痤疮短棒菌苗	革兰阳性杆菌	排列特殊呈 X、Y、V 或栅状,标本有丙酸气味
双歧杆菌	革兰阳性杆菌	多形性,有分支呈 Y、V 形或栅状,标本中有醋酸气味
放线菌	革兰阳性杆菌	分支呈棒状、X、Y、V 或栅状,浓汁中的黄色颗粒,有琥珀酸的气味
破伤风梭菌	革兰阳性杆菌	细长,梭形或鼓槌状,有芽孢,有周鞭毛
产气荚膜梭菌	革兰阳性杆菌	粗大杆菌,呈单或双排列,有芽孢,有荚膜
艰难梭菌	革兰阳性杆菌	粗长杆菌,有芽孢,有鞭毛,近来发现有荚膜

(二)分离培养

主要分初代培养和次代培养两个阶段,其中初代培养相对比较困难,关键的问题就是厌氧环境和培养基的选择。初代培养的一般原则:①先将标本涂片染色直接镜检,指导培养基的选择。②尽量选用在厌氧菌中覆盖面宽的非选择性培养基。③最好多选 1～2 种覆盖面不同的选择性培养基。④尽量保证培养基新鲜。⑤要考虑到微需氧菌存在的可能。

1.选用适当的培养基接种

应接种固体和液体两种培养基。

(1)培养基的使用:应注意下列各点。①尽量使用新鲜培养基,2～4 小时内用完。②应使用预还原培养基,预还原 24～48 小时更好。③可采用预还原灭菌法制作的培养基(用前于培养基中加入还原剂,尽可能使预还原剂处于还原状态)。④液体培养基应煮沸 10 分钟,以驱除溶解氧,并迅速冷却,立即接种。⑤培养厌氧菌的培养基均应营养丰富,并加还原剂与生长刺激因子(血清、维生素 K、氯化血红素、聚山梨酯-80 等)。

(2)培养基的选择:初次培养一般都使用选择培养基和非选择培养基。①非选择培养基:本培养基使分离的厌氧菌不被抑制,几乎能培养出所有的厌氧菌。常使用心脑浸液琼脂、布氏琼脂、胰豆胨肝粉琼脂、胰胨酵母琼脂、厌氧血琼脂基础培养基等。②选择培养基:为有目的选择常见厌氧菌株,以便尽快确定厌氧的种类。常用的有 KVLB 血平板(即上述非选择培养基中加卡那霉素和万古霉素)、KVLB 冻溶血平板(置 $-20\ ℃$,5～10 分钟,以利产黑素类杆菌早期产生黑色素)、七叶苷胆汁平板(用于脆弱类杆菌)、梭杆菌选择培养基、优杆菌选择培养基、双歧杆菌选择培养基、卵黄及兔血平板(用于产气荚膜梭菌)、艰难梭菌选择培养基等。

2.接种

每份标本至少接种 3 个血平板,分别置于有氧、无氧及 $5\%～10\%CO_2$ 环境中培养,以便正确培养出病原菌,从而判断其为需氧菌、兼性厌氧菌、微需氧菌或厌氧菌。

3.厌氧培养法

(1)厌氧罐培养法:在严密封闭的罐子内,应用物理或化学的方法造成无氧环境进行厌氧培养。常用冷触媒法、抽气换气法、钢末法和黄磷燃烧法。

(2)气袋法:利用气体发生器产生 CO_2 和 H_2,后者在触媒的作用下与罐内的氧气结合成水,从而造成无氧环境。

(3)气体喷射法:本法为从培养基的制备到标本的接种直至进行培养的全过程,均在 CO_2 的不断喷射下进行。

(4)厌氧手套箱培养法:是迄今厌氧菌培养的最佳仪器之一,该箱由手套操作箱与传递箱两部分组成,前者还附有恒温培养箱,通过厌氧手套箱可进行标本接种、培养和鉴定等全过程。

(5)其他培养法:平板焦性没食子酸法;生物耗氧法;高层琼脂培养法。

4.厌氧状态的指示

亚甲蓝和刃天青。无氧时均呈白色,有氧时亚甲蓝呈蓝色,刃天青呈粉红色。

5.分离培养厌氧菌失败的原因

培养前未直接涂片和染色镜检;标本在空气中放置太久或接种的操作时间过长;未用新鲜配制的培养基;未用选择培养基;培养基未加必要的补充物质;初代培养应用了硫乙醇酸钠;无合适的厌氧罐或厌氧装置漏气;催化剂失活;培养时间不足;厌氧菌的鉴定材料有问题。

6.鉴定试验

可根据厌氧菌的菌体形态、染色反应、菌落性状及对某些抗生素的敏感性作出初步鉴定。最终鉴定则要进行生化反应及终末代谢产物等检查。

(1)形态与染色:可为厌氧菌的鉴定提供参考依据。

(2)菌落性状:不同的厌氧菌其菌落形态和性质不同。梭菌的菌落特点是形状不规则,而无芽孢厌氧菌多呈单个的圆形小菌落。色素、溶血特点及在紫外线下产生荧光的情况也可以作为厌氧菌鉴定的参考依据。

(3)抗生素敏感性鉴定试验:常用的抗生素有卡那霉素及甲硝唑。卡那霉素可用于梭杆菌属与类杆菌属的区分,甲硝唑用于厌氧菌与非厌氧菌的区分。

(4)生化特性:主要包括多种糖发酵试验、吲哚试验、硝酸盐还原试验、触酶试验、卵磷脂酶试验、脂肪酸酶试验、蛋白溶解试验、明胶液化试验、胆汁肉汤生长试验及硫化氢试验等。目前有多种商品化的鉴定系统可以使用。

(5)气液相色谱:可以利用该技术来分析厌氧菌的终末代谢产物,已成为鉴定厌氧菌及其分类的比较可靠的方法。

五、常见厌氧菌

(一)破伤风梭菌

1.微生物学检查

破伤风的临床表现典型,根据临床症状即可作出诊断,所以一般不做细菌学检查。①特殊需要时,可从病灶处取标本涂片,做革兰染色镜检。②需要培养时,将标本接种疱肉培养基培养。③也可进行动物试验。

2.临床意义

本菌可引起人类破伤风,对人的致病因素主要是它产生的外毒素。细菌不入血,但在感染组织内繁殖并产生毒素,其毒素入血引起相应的临床表现。本菌产生的毒素对中枢神经系统有特殊的亲和力,主要症状为骨骼肌痉挛。

(二)产气荚膜梭菌

1.微生物学检查

(1)直接涂片镜检:在创口深部取材涂片,做革兰染色镜检,这是极有价值的快速诊断方法。

(2)分离培养及鉴定:可取坏死组织制成悬液,接种血平板或疱肉培养基中,厌氧培养,取培养物涂片镜检,利用生化反应进行鉴定。

2.临床意义

本菌可产生外毒素及多种侵袭酶类,外毒素以 α 毒素为主,本质为卵磷脂酶;还可产生透明质酸酶、DNA 酶等。本菌主要可引起气性坏疽及食物中毒等。气性坏疽多见于战伤,也可见于工伤造成的大面积开放性骨折及软组织损伤等。患者表现为局部组织剧烈胀痛,局部严重水肿,触摸有捻发感,并产生恶臭。病变蔓延迅速,可引起毒血症、休克,甚至死亡。某些 A 型菌株产生的肠毒素可引起食物中毒,患者表现为腹痛、腹泻,1~2 天可自愈。

(三)肉毒梭菌

1.微生物学检查

(1)分离培养与鉴定:在怀疑为婴儿肉毒病的粪便中检出本菌,并证实其是否产生毒素,诊断意义较大。

(2)毒素检测:可取培养滤液或悬液上清液注射入小鼠腹腔,观察动物出现的中毒症状。

2.临床意义

本菌主要可引起食物中毒,属单纯性毒性中毒,并非细菌感染。临床表现与其他食物中毒不同,胃肠症状很少见,主要表现为某些部位的肌肉麻痹,重者可死于呼吸困难与呼吸衰竭。本菌还可以引起婴儿肉毒病,1 岁以下婴儿肠道内缺乏拮抗肉毒梭菌的正常菌群,可因食用被肉毒梭菌芽孢污染的食品后,芽孢在盲肠部位定居,繁殖后产生毒素,引起中毒。

(四)艰难梭菌

1.微生物学检查

由于本菌的分离培养困难,所以在临床上一般不采用分离培养病原菌的方法,可通过临床表现及毒素检测来进行诊断。

2.临床意义

本菌可产生 A、B 两种毒素,毒素 A 为肠毒素,可使肠壁出现炎症,细胞浸润,肠壁通透性增加,出血及坏死。毒素 B 为细胞毒素,损害细胞骨架,致细胞固缩坏死,直接损伤肠壁细胞,因而导致腹泻及假膜形成。本菌感染与大量使用抗生素有关,如阿莫西林、头孢菌素和克林霉素等,其中以克林霉素尤为常见。艰难梭菌所致假膜性肠炎,患者表现为发热,粪便呈水样,其中可出现大量白细胞,重症患者的水样便中可出现地图样或斑片状假膜。这些症状一般可在使用有关抗生素 1 周后突然出现。

六、无芽孢厌氧菌

(一)主要种类及生物学性状

无芽孢厌氧菌共有 23 个属,与人类疾病相关的主要有 10 个属。见表 8-6。

表 8-6　与人类相关的主要无芽孢厌氧菌

革兰阴性球		革兰阳性	
杆菌	球菌	杆菌	球菌
类杆菌属	韦荣球菌属	短棒菌苗属	消化链球菌属
普雷沃菌属		双歧杆菌属	
卟啉单胞菌属		真杆菌属	
梭杆菌属		放线菌属	

(1)革兰阴性厌氧杆菌有 8 个属,类杆菌属中的脆弱类杆菌最为重要。形态呈多形性,有荚膜。除类杆菌在培养基上生长迅速外,其余均生长缓慢。

(2)革兰阴性厌氧球菌有 3 个属,其中以韦荣球菌属最重要。为咽喉部主要厌氧菌,但在临床厌氧菌分离标本中,分离率<1%,且为混合感染菌之一。其他革兰阴性厌氧球菌极少分离到。

(3)革兰阳性厌氧球菌有 5 个属,其中有临床意义的是消化链球菌属,主要寄居在阴道。本菌属细菌生长缓慢,培养需 5~7 天。

(4)革兰阳性厌氧杆菌有 7 个属,其中以下列 3 个属为主。①短棒菌苗属:小杆菌,无鞭毛,能在普通培养基上生长,需要 2~5 天,与人类有关的有 3 个种,以痤疮短棒菌苗最为常见。②双歧杆菌属:呈多形性,有分支,无动力,严格厌氧,耐酸。29 个种中有 10 个种与人类有关,其中只有齿双歧杆菌与龋齿和牙周炎有关。其他种极少从临床标本中分离到。③真杆菌属:单一形态或多形态,动力不定,严格厌氧,生化反应活泼,生长缓慢,常需培养 7 天。

(二)微生物学检查

要从感染灶深部采取标本。最好是切取感染灶组织或活检标本后立即送检。

1.直接涂片镜检

将采集的标本直接涂片染色镜检,观察细菌形态、染色及菌量,为进一步培养及初步诊断提供依据。

2.分离培养与鉴定

分离培养是鉴定无芽孢厌氧菌感染的关键步骤。标本应立即接种至相应的培养基中,最常用的培养基是以牛心脑浸液为基础的血平板。置37 ℃厌氧培养2~3天,如无菌生长,继续培养1周;如有菌生长,则进一步利用有氧和无氧环境分别传代培养,证实为专性厌氧菌后,再经生化反应进行鉴定。

(三)临床意义

无芽孢厌氧菌是一大类寄生于人体的正常菌群,引起的感染均为内源性感染,在一定的致病条件下,可引起多种人类感染。所致疾病如下。

1.败血症

败血症主要由脆弱类杆菌引起,其次为革兰阳性厌氧球菌。

2.中枢神经系统感染

中枢神经系统感染主要由革兰阴性厌氧杆菌引起,常可引起脑脓肿。

3.口腔与牙齿感染

口腔与牙齿感染主要由消化链球菌、产黑素类杆菌等引起。

4.呼吸道感染

呼吸道感染主要由普雷沃菌属、坏死梭杆菌、核梭杆菌、消化链球菌和脆弱类杆菌等引起。

5.腹部和会阴部感染

腹部和会阴部感染主要由脆弱类杆菌引起。

6.女性生殖道感染

女性生殖道感染主要由消化链球菌属、普雷沃菌属和卟啉单胞菌等引起。

7.其他

无芽孢厌氧菌可引起皮肤和软组织感染、心内膜炎等。

七、厌氧球菌

在临床标本中检出的厌氧菌约有1/4为厌氧球菌。其中与临床有关的有革兰阳性黑色消化球菌和消化链球菌属及革兰阴性的韦荣球菌属。

(一)黑色消化球菌的临床意义

黑色消化球菌通常寄生在人的体表及与外界相通的腔道中,是人体正常菌群的成员之一。本菌可引起人体各组织和器官的感染(肺部、腹腔、胸膜、口腔、颅内、阴道、盆腔、皮肤和软组织等)。常与其他细菌混合感染,也可从阑尾炎、膀胱炎、腹膜炎及产后败血症的血中分离出来。

(二)消化链球菌属的临床意义

在《伯杰氏系统细菌学手册》1986 年第 2 卷中,把消化链球菌属分成厌氧消化链球菌、不解糖消化链球菌、吲哚消化链球菌、大消化链球菌、微小消化链球菌等共 9 个菌种。本菌在临床标本中以厌氧消化链球菌最常见。产生消化链球菌则很少见。消化链球菌可引起人体各组织和器官的感染,又以混合感染多见。

(三)韦荣球菌属的临床意义

韦荣球菌属有小韦荣球菌和产碱韦荣球菌两个种。它们都是口腔、咽部、胃肠道及女性生殖道的正常菌群。大多见于混合感染,致病力不强,小韦荣球菌常见于上呼吸道感染中,而产碱韦荣球菌则多见于肠道感染。

八、厌氧环境的指示

(一)化学法

亚甲蓝指示剂或刃天青指示剂。

(二)微生物法

专性需氧菌。

第四节 病原性球菌

一、葡萄球菌属

(一)标本采集

根据葡萄球菌感染所致的疾病不同,可采集脓汁、渗出液、伤口分泌物、血液、尿液、粪便、痰液及脊髓液等。

(二)检验方法及鉴定

1.直接镜检

无菌取脓汁、痰、渗出物和脑脊液(离心后取沉渣)涂片,经革兰染色后镜检,如为革兰阳性球菌且呈葡萄状排列,可初步报告为:"找到革兰阳性葡萄状排列球菌,疑为葡萄球菌。"

2.分离培养

血液标本(静脉血约 5 mL)注入 50 mL 葡萄糖肉汤或含硫酸镁肉汤增菌培养,迅速摇匀,以防凝固,置 35 ℃,一般于 24 小时后开始观察有无细菌生长,若均匀混浊、溶血及胶冻状生长,则接种于血琼脂,进一步鉴定,若无细菌生长,于48～72 小时自行观察(一般以 7 天为限),并接种血琼脂,以确定有无细菌生长。血液标本也可注入商品血培养瓶中培养。

脓汁、尿道分泌物、脑脊液离心沉淀物,通常可直接接种血琼脂。经 35～37 ℃18～24 小时培养,可见直径2～3 mm、产生不同色素的菌落。金黄色葡萄球菌在菌落周围有透明的溶血环。

尿液标本,必要时做细菌菌落计数。

粪便、呕吐物应接种高盐卵黄或高盐甘露醇琼脂平板,经 35 ℃ 18～24 小时培养,可形成细小菌落,48 小时后形成典型菌落。

3.鉴定试验

(1)触酶试验:细菌产生的过氧化氢酶催化双氧水生成水和氧气,产生气泡。方法:取营养琼脂上的菌落置于洁净试管内或洁净玻片上,滴加 3% 过氧化氢溶液数滴,观察结果,如立即(1 分钟内)有大量气泡产生,则为阳性;不产生或气泡量少,则为阴性。葡萄球菌属为触酶试验阳性。

(2)血浆凝固酶试验:血浆凝固酶是金黄色葡萄球菌所产生的一种与其致病力有关的侵袭性酶,分游离型和结合型两种。其作用是使血浆中的纤维蛋白在菌体表面沉积和凝固,以阻碍吞噬细胞的吞噬。可分别用试管法和玻片法检测。玻片法用于粗筛,若玻片法为可疑或阴性结果,还需用试管法证实。使用的血浆为乙二胺四乙酸(EDTA)抗凝兔血浆。

(3)甘露醇发酵试验。

(4)新生霉素敏感试验:凝固酶阴性的葡萄球菌的鉴别,采用新生霉素敏感试验。一般新生霉素耐药者多为腐生葡萄球菌,敏感者为表皮葡萄球菌。

(5)同时进行体外药物敏感试验,其中对苯唑西林的敏感性测试是必须的,由此可将葡萄球菌分为对苯唑西林敏感的葡萄球菌和对苯唑西林耐药的葡萄球菌。

金黄色葡萄球菌：触酶试验阳性，血浆凝固酶试验阳性，甘露醇发酵试验阳性，对新生霉素敏感。

表皮葡萄球菌：触酶试验阳性，血浆凝固酶试验阴性，对新生霉素敏感。

腐生葡萄球菌：触酶试验阳性，血浆凝固酶试验阴性，对新生霉素耐药。

报告：检出"XXX 葡萄球菌"。

4.耐药性检测

耐甲氧西林的金黄色葡萄球菌，耐甲氧西林的表皮葡萄球菌，耐万古霉素的金黄色葡萄球菌，耐万古霉素的表皮葡萄球菌。

5.临床意义

葡萄球菌感染的特点是感染部位组织的化脓、坏死和脓肿形成。金黄色葡萄球菌、表皮葡萄球菌和腐生葡萄球菌是引起临床感染最常见的葡萄球菌。

(1)金黄色葡萄球菌常引起疖、痈、外科伤口、创伤的局部化脓性感染，播散入血后可引起深部组织的化脓性感染。此外，其产生的肠毒素可引起食物中毒，表现为急性胃肠炎。主要致病物质有血浆凝固酶、葡萄球菌溶血素、杀白细胞素、肠毒素、表皮溶解毒素和毒性休克综合征毒素等。

(2)表皮葡萄球菌是存在于皮肤的正常栖居菌，由于各种导管植入和人造组织的使用，该菌已成为医院感染的重要病原菌，它是导致血培养污染的常见细菌之一。

(3)腐生葡萄球菌是导致尿路感染的常见病原菌之一。

二、链球菌属

链球菌属为触酶试验阴性，兼性厌氧，呈圆形或卵圆形的革兰阳性球菌。在液体培养基中生长时，易形成长链而表现为沉淀生长(但肺炎链球菌为混浊生长)。

(一)标本采集

根据链球菌感染所致疾病不同，可采集脓汁、咽拭、痰、血、尿等标本。

(二)检验方法及鉴定

1.直接镜检

革兰染色，如符合链球菌的形态特征，可初诊。

2.分离培养

血液标本，以无菌操作取两份血液，各 8～10 mL，分别注入肉汤培养基，分别置需氧和厌氧环境中增菌，有细菌生长，然后分别接种于两个血平板，置需氧和厌氧环境中培养。脓汁和咽拭标本接种血平板并涂片染色镜检,若形态似链球菌,革兰阳性,可初诊。上述的培养物经 35 ℃18～24 小时培养后,观察菌落特征和溶血情况。链球菌的菌落通常较小,透明或半透明,似针尖大小,凸起,菌落周围可出现 α 溶血或 β 溶血,也可不出现溶血。然后取可疑菌落经涂片、染色镜检证实。甲型溶血性链球菌和肺炎链球菌可产生 α 溶血,它们的菌落形态非常相似,应予以区别。猪链球菌在羊血平板上为 α 溶血,在兔血平板上呈 β 溶血。

3.鉴定

(1)胆汁七叶苷试验:因 D 群链球菌(非 D 群阳球菌)能在 40％胆汁培养基中生长,并可分解七叶苷,使培养基变黑。

(2)Optochin 试验:几乎所有的肺炎链球菌菌株都对 Optochin 敏感,而其他链球菌通常不被其所抑制。

(3)马尿酸钠水解试验:B 群链球菌具有马尿酸氧化酶,使马尿酸水解。

(4)协同溶血试验:羊血平板上 B 群链球菌与金黄色葡萄球菌协同形成箭头状溶血。

(5)杆菌肽敏感试验:化脓性链球菌为阳性。

经涂片染色,分离培养和鉴定试验后即可报告"检出 XXX 链球菌"。

三、肺炎链球菌

肺炎链球菌属链球菌科,链球菌属。

(一)标本采集

取患者的脑脊液、血液或刺破出血斑取出的渗出液。带菌者检查可用鼻咽拭子。

(二)检验方法及鉴定

1.直接涂片检查

除血液标本,其他标本均可做直接涂片检查。经革兰染色,镜检见革兰阳性矛尖状双球菌。

2.分离培养

血液、脑脊液需增菌培养,经葡萄糖硫酸镁肉汤增菌后,肺炎链球菌可呈均匀混浊,而且有绿色荧光。无须增菌培养的脓汁或脑脊液沉渣接种于血琼脂,置 5％～10％CO_2 环境中,经 35 ℃18～24 小时培养后观察菌落,并取可疑菌落做进一步鉴定。

3.鉴定试验

(1)胆汁溶解试验:阳性。

(2)菊糖发酵试验:阳性。

(3)动物试验:小白鼠对肺炎链球菌极为敏感。

(4)荚膜肿胀试验:阳性。

(5)Optochin 试验:阳性。

四、肠球菌属

肠球菌属是肠道的正常栖居菌。对营养要求较高。在血平板上主要表现为γ溶血和α溶血,需氧或兼性厌氧。触酶试验阴性,多数肠球菌能水解吡咯烷酮-β-萘基酰胺。与同科链球菌的显著区别在于肠球菌能在高盐(6.5％NaCl)、高碱(pH＝9.6)、40％胆汁培养基上和10～45 ℃环境下生长,并对许多抗菌药物表现为固有耐药,如头孢菌素、克林霉素和低浓度的氨基糖苷类药物。目前,肠球菌是革兰阳性菌中仅次于葡萄球菌的重要医院感染病原菌,其所致感染中最常见的为尿路感染,其次为腹部和盆腔等部位的创伤和外科术后感染。临床上分离率最高的是粪肠球菌,其次是尿肠球菌。粪肠球菌的某些菌株在马血、兔血平板上出现β溶血环。

(一)微生物学检查

合理采取相应标本,如尿液、脓汁、胆汁、分泌物或血液等,以直接涂片进行初步检查。分离培养后,挑取可疑菌落,进行涂片、染色、镜检、触酶试验、胆汁七叶苷试验和 6.5％NaCl 耐受试验,可鉴定到属。如鉴定到种,还需进行必要的生化试验。对具有临床意义的肠球菌,应进行体外药物敏感试验,一般要测试对β-内酰胺类尤其是青霉素类(如青霉素、氨苄西林)、万古霉素和氨基糖苷类(如庆大霉素)的敏感性,耐万古霉素肠球菌国外检出率较国内高。根据对庆大霉素的敏感性水平,可将庆大霉素耐药的肠球菌分为庆大霉素高水平耐药株和庆大霉素低水平耐药株。同时也应对β-内酰胺酶进行测试。

(二)临床意义

常可引起尿路感染,其中大部分为医院感染,还可以引起老年人及有严重基础病患者败血症。另外也可以引起腹腔感染、胆管炎及心内膜炎,脑膜炎少见。

(三)结果评价

由于肠球菌属的种间药物敏感性差异较大,所以临床标本中分离出的肠球菌一般应鉴定到种。药物敏感试验结果中必须注明 β-内酰胺类(如青霉素 G、氨苄西林)的敏感性、庆大霉素的耐药水平(是否为高水平耐药)、万古霉素的敏感性及 β-内酰胺酶测试结果。

五、奈瑟菌属

奈瑟菌属为一大群革兰阴性双球菌,无鞭毛,无芽孢,有菌毛。专性需氧,氧化酶阳性。本属主要有 9 个种。其中对人致病的是脑膜炎奈瑟菌和淋病奈瑟菌。

(一)脑膜炎奈瑟菌

脑膜炎奈瑟菌是引起流行性脑脊髓膜炎的病原体。

1.微生物学检查

(1)标本采集:血液;瘀斑渗出液;脑脊液;鼻咽分泌物。因本菌能产生自溶酶,易自溶,故采集的标本不宜置冰箱,应立即送检。

(2)检验方法及鉴定。①直接涂片检查:取脑脊液离心后沉淀物涂片或刺破瘀斑血印片,干燥固定后进行革兰染色,若发现中性粒细胞内(或胞外)革兰阴性双球菌,呈肾形成对排列,可初诊。②分离培养:将标本葡萄糖肉汤增菌培养液直接接种于血琼脂平板、巧克力琼脂上,置 5%～10% CO_2 环境中,35～37 ℃ 18～24 小时培养后可见圆形、灰褐色、湿润、光滑、边缘整齐、直径 1～2 mm 的小菌落,经涂片证实为革兰阴性双球菌,并进一步根据相应的生化反应等试验予以鉴定。③鉴定:该菌的鉴定主要通过氧化酶、糖类发酵和血清学等试验。细菌染色形态;氧化酶试验阳性;触酶试验阳性;分解葡萄糖、麦芽糖产酸不产气;荚膜多糖抗原直接凝集试验。直接镜检形态为革兰染色阴性双球菌时可初诊,经分离培养后见菌落特征典型、生化反应能力弱,只分解葡萄糖、麦芽糖、产生少量酸,氧化酶试验阳性。血清凝集试验阳性,即可报告"检出脑膜炎奈瑟菌"。

2.临床意义

脑膜炎奈瑟菌是流行性脑脊髓膜炎的病原菌。存在于携带者或患者的鼻咽部,借飞沫经空气传播,冬末春初为流行高峰。

3.治疗原则

青霉素 G 为首选,第三代头孢菌素对脑膜炎奈瑟菌也具有很强的抗菌活性。青霉素过敏的患者,可考虑选用第三代头孢菌素或氯霉素。

(二)淋病奈瑟菌

淋病奈瑟菌是淋病的病原体,人类是其唯一的天然宿主和传染源。

1.微生物学检验

(1)标本采集:脓性分泌物,尿道拭子,宫颈口分泌物,结膜分泌物,血液。

(2)检验方法及鉴定。

直接涂片检查:收集标本后立即涂片、革兰染色,镜检时见中性粒细胞内数对革兰阴性双球菌,可初诊。

分离培养:细菌培养仍是目前世界卫生组织推荐的筛选淋病患者的唯一方法。所采集的标本应及时接种含有两种以上抗生素(万古霉素和多黏菌素等)的营养培养基上。淋病奈瑟菌对培养基的营养要求很高,且对冷、热、干燥和消毒剂抵抗力低,故采样后须立即接种于预温的选择性培养基和非选择性培养基中,如巧克力平板,置于含 5%～10% 的 CO_2 环境中,35 ℃培养 48 小时,取小而透明、似水滴状、无色素易乳化菌进一步鉴定。

鉴定:取可疑菌落进行涂片,革兰染色镜检,若见革兰阴性双球菌,可初诊。①生化反应:氧化酶阳性,仅分解葡萄糖产酸。②免疫学方法:荧光抗体染色法、协同凝集试验。③核酸探针杂交法。氧化酶试验阳性,可初诊,并进行相关的生化反应,如仅发酵葡萄糖而不发酵麦芽糖与蔗糖,以及 30%过氧化氢试验阳性,可与脑膜炎奈瑟菌等相鉴别。

2.临床意义

淋病奈瑟菌是常见的性传播疾病,主要通过性接触直接侵袭感染泌尿生殖道、口咽部及肛门直肠的黏膜。如单纯性淋病、盆腔炎、淋菌性结膜炎。

六、卡他布兰汉菌

本菌为革兰阴性双球菌,直径为 0.6～1.0 μm,无芽孢,无鞭毛,形态上不易与脑膜炎奈瑟菌鉴别,营养要求不高,在普通培养基上 18～20 ℃即可生长,借此可与脑膜炎奈瑟菌鉴别。需氧,菌落光滑,直径为 1～3 mm,不透明,灰白色,菌落易从培养基上刮下。氧化酶和触酶试验阳性,产 DNA 酶,大部分菌株还原硝酸盐和亚硝酸盐,借此可与奈瑟菌属相鉴别。可致中耳炎、鼻窦炎、肺炎。

第九章　病毒学检验

第一节　疱疹病毒科检验

疱疹病毒科是一组中等大小、有包膜的脱氧核糖核酸（DNA）病毒，广泛分布于哺乳动物和鸟类等中，现有 114 个成员，根据其生物学特点可分为 α、β、γ 3 个亚科。

疱疹病毒的共同特点如下。①形态特点：病毒体呈球形，核衣壳是由 162 个壳粒组成的 20 面体立体对称结构，基因组为线性双链 DNA，存在末端重复序列和内部重复序列。核衣壳周围有一层厚薄不等的非对称性披膜。最外层是包膜，有糖蛋白刺突。有包膜的成熟病毒直径为 120～300 nm。②培养特点：人类疱疹病毒（EB 病毒除外）均能在二倍体细胞核内复制，产生明显的致细胞病变效应，核内出现嗜酸性包涵体。病毒可通过细胞间桥直接扩散。感染细胞同邻近未感染的细胞融合成多核巨细胞。③感染特点：病毒可表现为增殖性感染和潜伏性感染。后者病毒不增殖，其基因的表达受到抑制，稳定地存在于细胞核内，刺激因素作用后可转为增殖性感染。部分病毒还具有整合感染作用，与细胞转化和肿瘤的发生相关。

一、单纯疱疹病毒

（一）生物学特性

单纯疱疹病毒（herpes simplex virus，HSV）呈球形，直径为 120～150 nm，由核心、衣壳、被膜及包膜组成，核心含双股 DNA，包括两个互相连接的长片段（L）和短片段（S），L 和 S 的两端有反向重复序列。衣壳呈 20 面体对称，衣壳外有一层被膜覆盖，厚薄不匀，最外层为典型的脂质双层包膜，上有突起。包膜表面含 gB、gC、gD、gE、gG、gH 糖蛋白,参与病毒对细胞吸附/穿入(gB、gC、gD、gE)、控制病毒从细胞核膜出芽释放(gH)及诱导细胞融合(gB、gC、gD、gH),并有诱生中和抗体(gD 最强)和细胞毒作用(HSV 糖蛋白均可)。

HSV 有 HSV-1 和 HSV-2 两个血清型,可做酶联免疫吸附测定(ELISA)、DNA 限制性酶切图谱分析及酶联免疫吸附测定(DNA)杂交试验等方法区分型别。HSV 的抵抗力较弱,易被脂溶剂灭活。

(二)致病性

HSV 感染在人群中非常普遍,人类是其唯一的宿主。患者和健康携带者是传染源,主要通过直接密切接触和性接触传播。病毒可经口腔、呼吸道、生殖道黏膜和破损皮肤等多种途径侵入机体。常见的临床表现是黏膜或皮肤局部集聚的疱疹,也可累及机体其他器官出现严重感染,如疱疹性角膜炎、疱疹性脑炎。

1.原发感染

HSV-1 原发感染多发生于婴幼儿或儿童,常为隐性感染。感染部位主要在口咽部,还可引起唇疱疹、湿疹样疱疹、疱疹性角膜炎、疱疹性脑炎等疾病。青少年原发性 HSV-1 感染常表现为咽炎或扁桃体炎。原发感染后,HSV-1 常在三叉神经节内终身潜伏,并随时可被激活而引起复发性唇疱疹。

HSV-2 原发感染为生殖器疱疹,大多发生在青少年以后,伴有发热、全身不适及淋巴结炎。原发感染后,HSV-2 在骶神经节或脊髓中潜伏,随时可被激活而引起复发性生殖器疱疹。

2.潜伏感染和复发

HSV 原发感染后,少部分病毒可沿神经髓鞘到达三叉神经节(HSV-1)和骶神经节(HSV-2)细胞或周围星形神经胶质细胞内,以潜伏状态持续存在。当机体抵抗力下降,潜伏的病毒即被激活而增殖,沿神经纤维索下行至感觉神经末梢,到达附近表皮细胞内继续增殖,引起复发性局部疱疹。

3.先天性感染

HSV-2 通过胎盘感染,易发生流产、胎儿畸形、智力低下等先天性疾病。新生儿疱疹是在母体分娩时接触 HSV-2 感染的产道所致(大约占 75%),或者出生后获得 HSV 感染,患儿病死率高达 50%。

4.HSV-2 感染与肿瘤

HSV-2 与宫颈癌发生关系密切,在宫颈癌患者组织细胞内可以检查出 HSV-2 抗原和核酸,并且患者体内存在高效价的 HSV-2 抗体。

HSV 原发感染后 1 周左右血中可出现中和抗体,3～4 周达高峰,可持续多年。这些抗体可中和游离病毒,阻止病毒在体内扩散,但不能消灭潜伏感染的病毒和阻止复发。机体抗 HSV 感染免疫以细胞免疫为主,自然杀伤细胞可杀死 HSV 感染的靶细胞;细胞毒性 T 淋巴细胞和各种细胞因子(如干扰素等),在抗 HSV 感染中也有重要作用。

(三)微生物学检验

1.标本采集和处理

采取皮肤、角膜、生殖器等病变处标本;如怀疑为疱疹性脑膜炎患者,可取脑脊液;播散性 HSV 感染者的淋巴细胞能直接分离病毒。肝素能干扰病毒的分离培养,故不能作为抗凝剂。以上标本经常规抗菌处理后,应尽快用特殊的病毒运输液送达实验室检查。

2.形态学检查

将宫颈黏膜、皮肤、口腔、角膜等组织细胞涂片后,瑞氏-吉姆萨染色镜检,如发现核内包涵体及多核巨细胞,可考虑 HSV 感染;将疱疹液进行电镜负染后观察结果。

3.病毒分离培养

病毒分离培养是确诊 HSV 感染的"金标准"。标本接种人胚肾、人羊膜或兔肾等易感细胞,也可接种于鸡胚绒毛尿囊膜、乳鼠或小白鼠脑内,均可获得较高的分离率。HSV 引起的致细胞病变效应常在 2～3 天出现,细胞出现肿胀、变圆、折光性增强和形成融合细胞等病变特征。HSV-1 和 HSV-2 的单克隆抗体、HSV 特异性核酸探针等可用于鉴定和分型。

4.免疫学检测

免疫学检测对临床诊断意义不大。主要原因:①HSV 特异性抗体出现较迟。②HSV 感染很普遍,大多数正常人血清中都有 HSV 抗体。③HSV 复发性感染不能导致特异性抗体效价上升。因此,血清学检查仅作为流行病学调查,常用检测方法为 ELISA。可将宫颈黏膜、皮肤、口腔、角膜等组织细胞涂片后,用特异性抗体做间接免疫荧光或免疫组化染色检测病毒抗原作为快速诊断之一。

5.分子生物学检测

应用聚合酶链反应(polymerase chain reaction,PCR)或原位杂交技术检测标本中的 HSV-DNA,方法快速、敏感而特异,尤其是脑脊液 PCR 扩增,被认为是诊断疱疹性脑炎的最佳手段。

二、水痘-带状疱疹病毒

(一)生物学特性

水痘-带状疱疹病毒的生物学特性类似于 HSV,其基因组为 125 kb 的双链 DNA,具有 30 多种结构与非结构蛋白,部分与 HSV 有交叉,其中病毒糖蛋白在病毒吸附、穿入过程中发挥重要作用。水痘-带状疱疹病毒能够在人胚组织细胞中缓慢增殖,出现致细胞病变效应较 HSV 局限,可形成细胞核内嗜酸性包涵体。该病毒只有一个血清型。

(二)致病性

水痘-带状疱疹病毒可由同一种病毒引起两种不同的疾病。在儿童中,初次感染引起水痘,而潜伏体内的病毒受到某些刺激后复发引起带状疱疹,多见于成年人和老年人。

水痘是水痘-带状疱疹病毒的一种原发性感染,也是儿童的一种常见传染病,传染性强,2～6 岁为好发年龄,患者是主要传染源。病毒经呼吸道、口咽黏膜、结膜、皮肤等处侵入机体后,在局部黏膜组织短暂复制,经血液和淋巴结播散至单核-吞噬细胞系统,经增殖后再次进入血液(第 2 次病毒血症)而播散至全身各器官,特别是皮肤、黏膜组织,导致水痘。水痘的潜伏期为 14～15 天,水痘的出疹突发,红色皮疹或斑疹首先表现在躯干,然后离心性播散到头部和肢体,随后发展为成串水疱、脓疱,最后结痂。病情一般较轻,但偶可并发间质性肺炎和感染后脑炎。在免疫功能不足或无免疫力的新生儿,细胞免疫缺陷、白血病、肾脏疾病及使用皮质激素、抗代谢药物的儿童中,水痘是一种严重的、涉及多器官的严重感染。儿童时期患过水痘,病毒可潜伏在脊髓后根神经节或颅神经的感觉神经节等部位,当机体受到某些刺激,如外伤、传染病、发热、受冷、机械压迫、使用免疫抑制剂、X 光照射、白血病及肿瘤等细胞免疫功能损害或低下等,均可诱发带状疱疹。复发感染时,活化的病毒经感觉神经纤维轴索下行至皮肤,在其支配皮区繁殖而引起带状疱疹。一般在躯干,呈单侧性,疱疹水疱集中在单一感觉神经支配区,串联成带状,疱液含大量病毒颗粒。患水痘后,机体产生特异性体液免疫和细胞免疫,但不能清除潜伏于神经节中的病毒,故不能阻止病毒激活而发生的带状疱疹。

(三)微生物学检验

根据临床症状和皮疹特点即可对水痘和带状疱疹作出诊断,但症状不典型或者特殊病例则需辅以实验室诊断。临床标本主要有疱疹病损部位的涂片、皮肤刮取物、水疱液、活检组织和血清。可通过病毒分离、免疫荧光、原位杂交或PCR方法检测患者组织或体液中水痘-带状疱疹病毒或其成分。

三、巨细胞病毒

(一)生物学特性

巨细胞病毒具有典型的疱疹病毒形态,完整的病毒颗粒直径为 $120\sim200$ nm。本病毒对宿主或培养细胞有高度的种属特异性,人巨细胞病毒只能感染人,在人纤维细胞中增殖。病毒在细胞培养中增殖缓慢,初次分离培养需 $30\sim40$ 天才出现致细胞病变效应,其特点是细胞肿大变圆,核变大,核内出现周围绕有一轮"空晕"的大型包涵体,形似"猫头鹰眼"状。

(二)致病性

人类巨细胞病毒感染非常普遍,可感染任何年龄的人群,且人是巨细胞病毒的唯一宿主。多数人感染巨细胞病毒后为潜伏感染,潜伏部位主要在唾液腺、乳腺、肾脏、白细胞和其他腺体,可长期或间隙排出病毒。通过口腔、生殖道、胎盘、输血或器官移植等多途径传播。随着获得性免疫缺陷综合征、放射损伤、器官移植和恶性肿瘤等的增多,巨细胞病毒感染及其引发的严重疾病日益增加,其临床表现差异很大,可从无症状感染到致命性感染。

1.先天性感染

在先天性病毒感染中最常见,感染母体可通过胎盘传染胎儿,患儿可发生黄疸,肝大,脾大,血小板减少性紫癜及溶血性贫血,脉络膜视网膜炎和肝炎等,少数严重者造成早产、流产、死产或出生后死亡。存活儿童常智力低下、神经肌肉运动障碍、耳聋和脉络视网膜炎等。

2.产期感染

在分娩时,胎儿经产道感染,多数症状轻微或无临床症状,偶有轻微呼吸障碍或肝功能损伤。

3.儿童及成人感染

通过吸乳、接吻、性接触、输血等感染,常为亚临床型,有的也能导致嗜异性抗体阴性单核细胞增多症。由于妊娠、接受免疫抑制治疗、器官移植、肿瘤等因素激活潜伏在单核细胞、淋巴细胞中的巨细胞病毒,引起单核细胞增多症、肝炎、间质性肺炎、视网膜炎、脑炎等。

4.细胞转化及与肿瘤的关系

巨细胞病毒和其他疱疹病毒一样,能使细胞转化,具有潜在的致癌作用。巨细胞病毒的隐性感染率较高,巨细胞病毒 DNA 很可能整合于宿主细胞的 DNA 中,因而被认为在某种程度上与恶性肿瘤的发生有关。在某些肿瘤,如宫颈癌、结肠癌、前列腺癌、卡波西肉瘤中,巨细胞病毒 DNA 检出率高,巨细胞病毒抗体滴度亦高于正常人。

机体的细胞免疫功能对巨细胞病毒感染的发生和发展起重要作用,细胞免疫缺陷者,可导致严重、长期的巨细胞病毒感染,并使机体的细胞免疫进一步受到抑制。

(三)微生物学检验

1.标本采集

收集鼻咽拭子、咽喉洗液、中段尿、外周血、脑脊液、羊膜腔液、急性期和恢复期双份血清等。

2.形态学检查

标本经离心后取沉渣涂片,吉姆萨染色镜检,观察巨大细胞及包涵体,可用于辅助诊断,但阳性率不高。

3.病毒分离培养

病毒分离培养是诊断巨细胞病毒感染的有效方法,人胚肺成纤维细胞最常用于巨细胞病毒培养,在培养细胞中病毒生长很慢,需 1~2 周出现致细胞病变效应,一般需观察 4 周,如有病变即可诊断。也可采用离心培养法。

4.免疫学检测

(1)抗原检测:采用特异性免疫荧光抗体,直接检测白细胞、活检组织、组织切片、支气管肺泡洗液等临床标本中的巨细胞病毒抗原。在外周血白细胞中测出巨细胞病毒抗原表明有病毒血症,该法敏感、快速、特异。

(2)抗体检测:采用酶免疫分析、免疫荧光等方法检测巨细胞病毒抗体,以确定急性或活动性巨细胞病毒感染、了解机体的免疫状况及筛选献血者和器官移植供体。免疫球蛋白 M(IgM)抗体只需检测单份血清,用于活动性巨细胞病毒感染的诊断。特异性免疫球蛋白 G(IgG)抗体需测双份血清以作出临床诊断,同时了解人群感染状况。

5.分子生物学检测

(1)核酸杂交:原位杂交能检测甲醛固定和石蜡包埋组织切片中的巨细胞病毒核酸,可直接在感染组织中发现包涵体,并可作为巨细胞病毒感染活动性诊断。

（2）PCR：在一些特殊的巨细胞病毒感染中有着重要的价值，如巨细胞病毒脑炎的脑脊液标本。先天性巨细胞病毒感染患儿的尿液、羊水、脐血标本等。但PCR阳性很难区分感染状态，其检出也不一定与病毒血症和临床症状一致。为了减少由潜伏感染而导致的PCR假阳性结果，可用定量PCR弥补其不足，在分子水平监测巨细胞病毒感染、区分活动性与潜伏感染。

四、EB病毒

（一）生物学特性

EB病毒是疱疹病毒科嗜淋巴病毒属。EB病毒抗原分为两类：①病毒潜伏感染时表达的抗原，包括EB病毒核抗原和潜伏感染膜蛋白，这类抗原的存在表明有EB病毒基因组。②病毒增殖性感染相关的抗原，包括EB病毒早期抗原和晚期抗原，如EB病毒衣壳抗原和EB病毒膜抗原。EB病毒早期抗原是病毒增殖早期诱导的非结构蛋白，EB病毒早期抗原标志着病毒增殖活跃和感染细胞进入溶解性周期；EB病毒衣壳抗原是病毒增殖后期合成的结构蛋白，与病毒DNA组成核衣壳，最后出芽获得宿主的质膜装配成完整病毒体；膜抗原是病毒的中和性抗原，能诱导产生中和抗体。EB病毒具有感染人和某些灵长类动物B淋巴细胞的专一性，并能使受感染细胞转化。

（二）致病性

EB病毒在人群中广泛感染，95％以上的成人存在该病毒的抗体。幼儿感染后多数无明显症状，或引起轻症咽炎和上呼吸道感染。青春期发生原发感染，约有50％出现传染性单核细胞增多症。主要通过唾液传播，也可经输血传播。EB病毒在口咽部上皮细胞内增殖，然后感染B淋巴细胞，这些细胞大量进入血液循环而造成全身性感染，并可长期潜伏在人体淋巴组织中。当机体免疫功能低下时，潜伏的病毒活化形成复发感染。由EB病毒感染引起或与EB病毒感染有关疾病主要有3种。

1.传染性单核细胞增多症

传染性单核细胞增多症是一种急性淋巴组织增生性疾病。多为青春期初次感染EB病毒后发病。典型症状为发热、咽炎和颈淋巴结肿大。随着疾病的发展，病毒可播散至其他淋巴结。肝大、脾大，肝功能异常，外周血单核细胞增多，并出现异型淋巴细胞。偶尔累及中枢神经系统（如脑炎）。某些先天性免疫缺陷的患儿可呈现致死性传染性单核白细胞增多症。

2.Burkitt 淋巴瘤

Burkitt 淋巴瘤多见于 5～12 岁儿童,在中非新几内亚和美洲温热带地区呈地方性流行。好发部位为颜面、腭部。所有患者血清含 EB 病毒抗体,其中 80% 以上滴度高于正常人。在肿瘤组织中发现 EB 病毒基因组,故认为 EB 病毒与此病关系密切。

3.鼻咽癌

我国南方及东南亚是鼻咽癌高发区,多发生于 40 岁以上中老年人。HBV 与鼻咽癌关系密切,表现为:①所有病例的癌组织中有 EB 病毒基因组存在和表达。②患者血清中有高效价 EB 病毒抗原的 IgG 和免疫球蛋白 A(IgA)抗体。③病例中仅有单一病毒株,提示病毒在肿瘤起始阶段已进入癌细胞。

人体感染 EB 病毒后能诱生 EB 病毒核抗原抗体、早期抗原抗体、壳抗原抗体及膜抗原抗体。已证明膜抗原抗体能中和 EB 病毒。体液免疫能阻止外源性病毒感染,却不能消灭病毒的潜伏感染。一般认为细胞免疫对病毒活化的"监视"和清除转化的 B 淋巴细胞起关键作用。

(三)微生物学检验

1.标本采集

采集唾液、咽漱液、外周血细胞和肿瘤组织等标本。

2.病毒分离培养

上述标本接种人脐带血淋巴细胞,根据转化淋巴细胞的效率确定病毒的量。

3.免疫学检测

(1)抗原检测:采用免疫荧光法检测病毒特异性蛋白质抗原(如 EB 病毒核蛋白等)。

(2)抗体检测:用免疫荧光法或免疫酶法,检测病毒壳抗原 IgA 抗体或早期抗原 IgA 抗体,滴度≥1:10或滴度持续上升者,对鼻咽癌有辅助诊断意义。传染性单核细胞增多症患者血清中壳抗原 IgM 抗体阳性率较高,抗体效价＞1:224有诊断意义。

4.分子生物学检测

利用核酸杂交和 PCR 或反转录聚合酶链反应,可在病变组织内检测病毒核酸和病毒基因转录产物。但核酸杂交法的敏感性低于 PCR。

五、其他疱疹病毒

(一)人类疱疹病毒 6 型

人类疱疹病毒 6 型(human herpes virus6,HHV-6)在人群中的感染十分普遍,60%~90%的儿童及成人血清中可查到 HHV-6 抗体,健康带毒者是主要的传染源,经唾液传播。HHV-6 的原发感染多见于 6 个月至 2 岁的婴儿,感染后多无症状,少数可引起幼儿丘疹或婴儿玫瑰疹。常急性发病,先有高热和上呼吸道感染症状,退热后颈部和躯干出现淡红色斑丘疹。

在脊髓移植等免疫功能低下的患者中,体内潜伏的 HHV-6 常可被激活而发展为持续的急性感染,并证实与淋巴增殖性疾病、自身免疫性疾病和免疫缺陷患者感染等有关。随着器官移植的发展和获得性免疫缺陷综合征患者的增多,HHV-6 感染变得日益重要。

病原体检查可采集早期原发感染患儿的唾液和外周血淋巴细胞标本,接种激活的人脐血或外周血淋巴细胞做 HHV-6 病毒分离;也可用原位杂交和 PCR 技术检测受感染细胞中的病毒 DNA。间接免疫荧光法常用于测定病毒 IgM 和 IgG 类抗体,以确定是近期感染还是既往感染。

(二)人类疱疹病毒 7 型

人类疱疹病毒 7 型(human herpes virus7,HHV-7)与 HHV-6 的同源性很小。是一种普遍存在的人类疱疹病毒,75%的健康人唾液可检出此病毒。从婴儿急性、慢性疲劳综合征和肾移植患者的外周血单核细胞中均分离出 HHV-7。绝大多数人都曾隐性感染过 HHV-7,2 岁以上的婴儿 HHV-7 抗体阳性率达 92%。HHV-7 主要潜伏在外周血单核细胞和唾液腺中,唾液传播是其主要的传播途径。

该病毒的分离培养条件与 HHV-6 相似,特异性 PCR、DNA 分析等试验可用于病毒鉴定。因 CD4 分子是 HHV-7 的受体,抗 CD4 单克隆抗体可抑制 HHV-7 在 $CD4^+T$ 淋巴细胞中增殖。由于 HHV-7 与人类免疫缺陷病毒的受体皆为 CD4 分子,两者之间的互相拮抗作用,将为人类免疫缺陷病毒的研究开辟新的途径。

(三)人类疱疹病毒 8 型

人类疱疹病毒 8 型(human herpes virus8,HHV-8),1993 年从获得性免疫缺陷综合征患者伴发的卡波西肉瘤组织中发现。该病毒为双链 DNA(165 kb),

主要存在于获得性免疫缺陷综合征卡波西肉瘤组织和获得性免疫缺陷综合征患者淋巴瘤组织中。HHV-8与卡波西肉瘤的发生、血管淋巴细胞增生性疾病及一些增生性皮肤疾病的发病有关。

第二节　风疹病毒检验

风疹病毒为披膜病毒科风疹病毒属的唯一成员,只有一个血清型;是风疹的病原体,也是第一个被证明具有致畸性的病毒。

一、生物学特性

(一)形态结构

风疹病毒呈不规则球形,直径为$50\sim70$ nm,病毒体内含一直径约为30 nm的核心,外被双层包膜,包膜表面嵌有含凝血和溶血活性的刺突。

(二)基因组

病毒核酸为单股正链核糖核酸(RNA),全长约9.7 kb,含两个可读框。$5'$端的可读框编码两个非结构蛋白,参与病毒的复制。$3'$端可读框编码3种结构蛋白,分别是衣壳蛋白C和胞膜糖蛋白E_1、E_2,均为病毒的主要蛋白抗原;E_1和E_2共同构成病毒胞膜表面的刺突。

(三)培养特性

风疹病毒能在人羊膜细胞、兔或猴肾细胞等多种培养细胞中增殖,并在某些细胞中引起细胞病变。

(四)抵抗力

该病毒对乙醚等脂溶剂敏感,不耐热,紫外线可使其灭活。

二、致病性

人类是风疹病毒的唯一自然宿主,风疹病毒感染分为先天和后天两种。后天感染即为通常说的风疹。病毒主要通过飞沫传播。人群普遍对风疹病毒易感,但以儿童最多见。病毒经呼吸道黏膜侵入机体,在颈部淋巴结增殖,约7天后入血并扩散至全身,引起风疹。主要表现为低热、咽痛,面部出现红疹并逐渐延及全身,同时伴有耳后和枕下淋巴结肿大。成人症状一般较重,除皮疹外,还可出现关节炎、血小板减少性紫癜,少数严重者发生疹后脑炎或脑脊髓膜炎。

风疹病毒还可发生垂直传播,即先天感染,是常见的先天致畸病毒之一。妊娠早期孕妇感染后,风疹病毒可经胎盘感染胎儿,特别是妊娠前3个月感染,胎儿感染的风险可高至90%。病毒在胎儿的器官细胞中增殖,虽不破坏这些细胞,但能使其生长速度减慢,导致出生时器官细胞数少于正常婴儿,形成严重的畸形和功能障碍,包括血管缺陷、白内障、耳聋、先天性心脏病、智力低下等,即先天性风疹综合征,亦可导致流产或死胎等。先天性风疹综合征可以表现为畸形和非畸形,有即发和迟发、暂时和永久性损害的不同表现。

风疹病毒感染后,机体能获得牢固的免疫力,因此对儿童和育龄妇女有计划地接种风疹疫苗,对于优生优育有重要意义。

三、微生物学检验

妊娠早期检测风疹病毒的感染对于减少畸形儿非常重要,已成为我国孕妇围生期优生检测的常规指标。

(一)病毒分离培养

采集咽拭子、外周血单核细胞、新生儿血浆或尿液,接种 Vero 细胞后,通过电镜检查病毒颗粒或用抗体检测病毒抗原确证,该法可鉴定风疹病毒,但耗时长且不敏感,故不作为诊断的常规方法。

(二)免疫学检测

目前主要采用 ELISA、血凝抑制试验、乳胶凝集试验、免疫荧光抗体试验、血凝抑制试验等检测血清中的 IgG 或 IgM 抗体,或检测胎儿绒毛膜中的病毒抗原。

(三)分子生物学检测

利用反转录聚合酶链反应、核酸杂交等方法检测羊水或绒毛尿囊膜中病毒的 RNA,其中反转录聚合酶链反应具有快速、灵敏度高和特异性强的特点,适用于风疹病毒感染的快速和早期诊断,也可用于大样本的初筛。

第三节 轮状病毒检验

人类轮状病毒属呼肠病毒科的轮状病毒属,由澳大利亚 Bishop 等人于

1973 年在急性胃肠炎儿童的十二指肠超薄切片中首先发现,因病毒颗粒形似轮状而得名。轮状病毒是婴幼儿急性胃肠炎的主要病原体,也是哺乳动物和鸟类腹泻的重要病原体。人类轮状病毒的感染是一种发病率很高的疾病,世界各地均有发生,发展中国家和地区尤为严重。

一、生物学特性

(一)形态结构

病毒颗粒呈球形,直径为 60～80 nm,无包膜,双层衣壳,20 面体对称。内衣壳的壳微粒沿着病毒体边缘呈放射状排列,形同车轮辐条,故称为轮状病毒。轮状病毒有双壳颗粒与单壳颗粒两种形态,前者为成熟病毒颗粒,具有完整的外层多肽衣壳,又称 L 毒粒,具有传染性;后者因在自然条件下失去外壳,形成粗糙单壳颗粒,又称 D 毒粒,无传染性。

(二)基因组

病毒体核心为双股链状 RNA,全长约 18.6 kb,由 11 个不连续的节段组成,由于这些片段在聚丙烯酰胺凝胶电泳中的迁移率不同而形成特征性的电泳图谱(电泳型),据此可进行病毒的快速鉴定。每个 RNA 节段各含一个可读框,分别编码 6 个结构蛋白(VP1～4,VP6,VP7)和 5 个非结构蛋白(NSP1～5)。VP6 位于内衣壳,具有组和亚组的特异性。VP4、VP7 是中和抗原,位于外衣壳,决定病毒的血清型;此外,VP4 为病毒的血凝素,与病毒吸附宿主易感细胞有关。VP1～3 位于病毒核心,分别为 RNA 聚合酶、转录酶成分和与帽形成有关的蛋白。非结构蛋白为病毒酶或调节蛋白,在病毒复制中起重要作用。

(三)分型

根据病毒蛋白 VP6 抗原性不同,目前将轮状病毒分为 A～G 7 个组,人类轮状病毒属 A、B、C 3 组,这 3 组病毒既可感染人,也可感染动物;D～G 组目前仅在动物体内发现。每组轮状病毒又可分为若干血清型,其中 A 组病毒根据 VP7 可分 15 个 G 型,根据 VP4 可分 23 个 P 型,根据 VP6 可分为 4 个亚组。

(四)培养特性

需选恒河猴胚肾细胞、非洲绿猴肾传代细胞等特殊的细胞株培养。病毒多肽 VP3 能限制病毒在细胞中的增殖,故培养前应先用胰酶处理病毒,以降解该多肽。

(五)抵抗力

轮状病毒对理化因素有较强的抵抗力。耐酸、碱,在 pH 3.5~10.0 环境中具有感染性;室温传染性可保持 7 个月,经乙醚、氯仿、反复冻融、超声、37 ℃ 1 小时等处理仍具有感染性。95%的乙醇或 56 ℃加热30 分钟可灭活病毒。

二、致病性

轮状病毒的感染呈全球性分布,A~C 组可引起人和动物腹泻;D~G 只能引起动物腹泻。其中,人类轮状病毒感染以 A 组最为常见,是引起 6 个月至 2 岁的婴幼儿严重胃肠炎的主要病原体;B 组主要发现在中国引起成人轮状病毒腹泻;C 组引起散发性腹泻,偶有小规模暴发流行。轮状病毒主要通过粪-口途径传播,偶可通过呼吸道传播,传染源是患者和无症状带毒者;其感染的高峰季节随地理区域不同而有所变动,在我国多发于秋季和初冬。

轮状病毒有非常特异的细胞趋向性,在体内仅感染小肠绒毛顶端的肠上皮细胞。病毒侵入人体后,进入小肠黏膜绒毛细胞内大量增殖,造成微绒毛萎缩、脱落和细胞溶解死亡,导致吸收功能障碍,乳糖等不能被吸收而滞留在肠内,使肠黏膜与肠腔渗透压改变,导致渗透性腹泻。受损细胞脱落至肠腔而释放大量病毒并随粪便排出。病毒非结构蛋白 P4 具有肠毒素样活性,能刺激腺窝细胞增生、分泌功能亢进,水和电解质分泌增加,妨碍钠和葡萄糖的吸收,导致严重腹泻。

轮状病毒胃肠炎病情差别较大,6~24 月龄小儿症状重,而较大儿童或成年人多为轻型或亚临床感染。病毒感染后潜伏期为 24~48 小时,然后突然发病,临床表现为水样泻、呕吐,伴有轻、中度发热,严重时可导致脱水和电解质平衡紊乱,如不及时治疗,可能危及生命,是导致婴幼儿死亡的主要原因之一。部分病例在出现消化道症状前,常有上呼吸道感染症状;多数病例病程为 3~7 天,一般为自限性,可完全恢复。

三、微生物学检验

由于轮状病毒较难培养,临床标本中病毒分离率极低,故细胞培养一般不作为常规检测手段。

(一)形态学检查

形态学检查是检测轮状病毒感染的最准确、可靠和快速的方法。采集患者水样便经磷钨酸负染在电镜下观察病毒颗粒,或用免疫电镜检查病毒-抗体复合物。

(二)免疫学检测

采用 ELISA、反向间接血凝、乳胶凝集等方法检测病毒抗原,可以定量,并可进行 P、G 分型。

(三)分子生物学检测

提取标本中的病毒 RNA,用 10％的不连续聚丙烯酰胺凝胶电泳后硝酸银染色,根据 11 个节段的双链 RNA 的电泳图谱,可判断病毒的感染,但与血清型不一致。此外,也可用核酸杂交或反转录聚合酶链反应等技术进行检测和分型鉴定。

第四节 腺病毒检验

腺病毒因 Rowe 等于 1953 年首先从腺体细胞(扁桃体)中分离出而得名,属腺病毒科哺乳动物腺病毒属,是一群分布十分广泛的 DNA 病毒,共约 100 个血清型。感染人的腺病毒有 49 个型,统称为人腺病毒,根据其生物学性状分为 A～F 6 组(或亚属),能引起人类呼吸道、胃肠道、泌尿系统及眼的疾病,少数对动物有致癌作用。

一、生物学特性

(一)形态结构

腺病毒呈球形,直径为 70～90 nm,核酸为双股线状 DNA,没有包膜,核衣壳 20 面体立体对称。衣壳由 252 个壳粒组成,其中位于 20 面体顶端的 12 个顶角的壳粒是五邻体,每个五邻体由基底伸出 1 根末端有顶球的纤维突起;其余 240 个壳粒是六邻体。五邻体和六邻体是腺病毒的重要抗原,在病毒检测和疾病诊断中具有重要意义。五邻体基底部分具有毒素样活性,能引起细胞病变,并使细胞从生长处脱落;纤维突起与病毒凝集大白鼠或恒河猴红细胞的活性有关。

(二)培养特征

人腺病毒在鸡胚中不能生长,仅能在人源组织细胞内增殖生长,人胚肾细胞最易感染,病毒增殖后引起细胞病变,细胞肿胀变圆,呈葡萄状聚集,并在核内形成嗜酸性包涵体。

(三)抵抗力

腺病毒对理化因素抵抗力较强,对酸、碱、温度耐受范围宽,4 ℃ 70 天或 36 ℃ 7 天感染力无明显下降,pH 为 6.0～9.5 环境中感染力也无改变,对乙醚不敏感。但紫外线照射 30 分钟或 56 ℃ 30 分钟可灭活。

二、致病性

腺病毒主要通过呼吸道、消化道和眼结膜等传播。在已知的 49 个血清型中,约有 1/3 与人类致病有关,同一血清型可引起不同的疾病,不同血清型也可引起同一种疾病。病毒主要感染儿童,大多无症状,成人感染少见。

病毒在咽、结膜尤其是小肠上皮细胞内增殖,偶尔波及其他脏器,隐性感染常见。疾病一般为自限性,感染后可获得长期持续的特异性免疫力。A、B组病毒在某些新生动物中可诱发肿瘤,对人未发现致癌作用。

三、微生物学检验

(一)标本采集

根据疾病的类型,采集咽拭子、鼻腔洗液、角膜拭子、肛拭子、尿液、粪便、血液等标本。

(二)形态学检查

对于可疑患者的粪便等标本,可用负染电镜免疫或电镜技术直接进行形态检测,作出快速诊断。

(三)病毒分离培养

上述标本接种原代细胞(人胚肾)或传代细胞,出现致细胞病变效应后,可用荧光或酶标记的抗体进行鉴定,或用中和试验、血凝抑制试验等鉴定病毒的型别。

(四)免疫学检测

用 ELISA、免疫荧光、中和试验、补体结合试验等检测患者双份血清中的特异性 IgG。

(五)分子生物学检测

提取标本中的病毒 DNA 后,利用 PCR、核酸杂交或限制性内切酶酶切进行技术检测,可进行快速诊断。

参考文献

[1] 付玉荣,张玉妥.临床微生物学检验技术实验指导[M].武汉:华中科技大学出版社,2021.

[2] 黄华.新编实用临床检验指南[M].汕头:汕头大学出版社,2021.

[3] 舒向芳.临床检验技术与病理分析[M].天津:天津科学技术出版社,2020.

[4] 杨杰.实用临床检验技术新进展[M].天津:天津科学技术出版社,2020.社,2021.

[5] 曾涛,孙雪文.临床寄生虫学检验技术实验指导[M].武汉:华中科技大学出版社,2021.

[6] 阮光萍.新编临床检验诊断学[M].天津:天津科学技术出版社,2020.

[7] 李萍,李树平.临床检验基础实验指导[M].武汉:华中科技大学出版社,2020.

[8] 刘景梅.临床检验医学基础与进展[M].天津:天津科学技术出版社,2020.

[9] 唐恒锋.实用检验医学与疾病诊断[M].开封:河南大学出版社,2021.

[10] 刘晓蕾.精编临床检验与诊断[M].长春:吉林科学技术出版社,2020.

[11] 张琦.临床检验技术常规[M].长春:吉林科学技术出版社,2019.

[12] 赵宇楠,金京,吴志钧.医疗设备管理与检验技术研究[M].汕头:汕头大学出版社,2021.

[13] 褚婷婷,李志霞,李晓燕,等.现代临床检验[M].北京:科学技术文献出版社,2019.

[14] 杨春霞.临床检验技术[M].长春:吉林科学技术出版社,2019.

[15] 裴华.临床检验速查手册[M].海口:海南出版社,2020.

[16] 苏海燕.临床检验技术与诊断[M].天津:天津科学技术出版社,2020.

［17］高海燕,刘亚波,吕成芳,等.血液病临床检验诊断［M］.北京:中国医药科技出版社,2021.

［18］马素莲.临床检验与诊断［M］.沈阳:沈阳出版社,2020.

［19］张丽娜.现代临床检验医学［M］.长春:吉林科学技术出版社,2019.

［20］向延根.临床检验手册［M］.长沙:湖南科学技术出版社,2020.

［21］赵友云,刘光忠,韩竖霞,等.临床检验规范化采集及科学解读［M］.武汉:湖北科学技术出版社,2020.

［22］郑铁生,鄢盛恺.临床生物化学检验［M］.北京:中国医药科技出版社,2020.

［23］尹文平.实用临床检验与基础［M］.天津:天津科学技术出版社,2020.

［24］高原叶.实用临床检验医学［M］.长春:吉林科学技术出版社,2019.

［25］胡旭.新编临床检验医学［M］.长春:吉林科学技术出版社,2019.

［26］蒋小丽.临床医学检验技术与实践操作［M］.开封:河南大学出版社,2020.

［27］郑作.实用临床检验［M］.长春:吉林科学技术出版社,2019.

［28］刘艮英.临床血液标本采集规范与管理实践［M］.成都:四川大学出版社,2021.

［29］李明洁.实用临床检验［M］.沈阳:沈阳出版社,2020.

［30］冯善丽.实用常见病临床检验［M］.哈尔滨:黑龙江科学技术出版社,2020.

［31］郑文芝,袁忠海.临床输血医学检验技术［M］.武汉:华中科技大学出版社,2020.

［32］王薇.临床检验质量指标［M］.北京:人民卫生出版社,2020.

［33］连福炜.现代临床检验与技术［M］.天津:天津科学技术出版社,2020.

［34］张勤勤,齐友萍,孙艳.临床检验基础［M］.长春:吉林科学技术出版社,2020.

［35］周丽娜.临床检验危急值与风险结果管理［J］.中医药管理杂志,2021,29(1):148-150.

［36］李会荣.临床检验中影响尿液检验的因素分析［J］.当代医学,2021,27(14):148-149.

［37］姜萍萍.影响尿常规临床检验结果的因素分析［J］.中国现代药物应用,2021,15(20):233-235.

［38］姚建芳.探讨临床检验分析前的影响因素与质量控制措施［J］.世界最新医学信息文摘,2021,21(31):247-248,250.

［39］吴强,黄小丽.临床检验中血细胞形态学检验的必要性研究［J］.世界最新医学信息文摘(连续型电子期刊),2021,21(75):253-254.